哺乳期保健百问

主 编

惠宁 高原

编著者

欧 俊 王 丹 姚 琳

张烨敏 焦婷婷

金盾出版社

内容提要

本书分八部分,以问答形式介绍了产妇哺乳期保健知识,包括哺乳相关知识、哺乳期母体的变化、生活习惯及行为对哺乳的影响、提高母乳质和量的举措、合并症对哺乳的影响及对策、哺乳期安全用药、哺乳期妈妈膳食指导、哺乳期婴儿常见问题及处理。其内容全面,科学实用,适合哺乳妈妈阅读,也可供社区妇幼保健人员参考。

图书在版编目(CIP)数据

哺乳期保健百问/惠宁,高原主编.—北京:金盾出版社,2013.9
ISBN 978-7-5082-8495-8

Ⅰ.①哺… Ⅱ.①惠…②高… Ⅲ.①哺乳—产褥期—妇幼保健—问题解答 Ⅳ.①R714.61-44

中国版本图书馆 CIP 数据核字(2013)第 129586 号

金盾出版社出版、总发行
北京太平路5号(地铁万寿路站往南)
邮政编码:100036 电话:68214039 83219215
传真:68276683 网址:www.jdcbs.cn
封面印刷:北京凌奇印刷有限责任公司
正文印刷:北京军迪印刷有限责任公司
装订:兴浩装订厂
各地新华书店经销
开本:850×1168 1/32 印张:4.75 字数:78千字
2013年9月第1版第1次印刷
印数:1~7 000 册 定价:12.00元

(凡购买金盾出版社的图书,如有缺页、
倒页、脱页者,本社发行部负责调换)

前 言

哺乳期是指产后产妇用自己的乳汁喂养婴儿的时期,一般长达10个月至1年。在这一时期新妈妈和婴儿都会遇到一些实际问题,如乳汁不足、哺乳期妈妈患病能否服药、宝宝吐奶该怎么办等。本书针对哺乳期可能遇到的问题,给出了正确的解答。

为了保护母婴健康,国际上已将保护、促进和支持母乳喂养作为妇幼卫生工作的一个重要内容。为了帮助哺乳期女性在这一特殊时期应对遇到的各类问题,我们编写了《哺乳期保健百问》一书。哺乳期保健的重点是指导母乳喂养和哺乳期母婴保健。本书内容包括哺乳相关知识、哺乳期母体的变化、生活习惯及行为对哺乳的影响、提高母乳质和量的举措、合并症对哺乳的影响及对策、哺乳期安全用药、哺乳期妈妈膳食指导、哺乳期婴儿常见问题及处理。

本书深入浅出地解答了哺乳期年轻妈妈们可能遇

到的几乎所有问题。给哺乳期女性朋友带来安全哺乳、疾病防治的最新科学理念与知识。内容新颖丰富，通俗易懂，实用性强，适合于现代新妈妈及其家人阅读，也可供妇幼保健人员和基层医务人员参考。

限于水平且著述时间紧迫，本书不当之处希望同道惠予指正。

作　者

目 录

一、哺乳相关知识 …………………………………… (1)
1. 什么是哺乳期 …………………………………… (1)
2. 什么是全部母乳喂养 …………………………… (1)
3. 什么是部分母乳喂养和象征性母乳喂养 ……… (2)
4. 什么是哺乳四式 ………………………………… (2)
5. 哺乳有哪些技巧 ………………………………… (3)
6. 如何认识女性的哺乳器官 ……………………… (4)
7. 乳汁的成分包括哪些 …………………………… (5)
8. 孕期应为以后母乳喂养做哪些准备 …………… (5)
9. 产后哺乳应该在什么时候开始 ………………… (6)
10. 必备的母乳喂养用品有哪些 …………………… (6)
11. 哺乳期就是"安全期"吗 ……………………… (7)
12. 母乳喂养对妈妈和宝宝都有何益处 …………… (8)
13. 哺乳期持续补钙安全吗 ………………………… (10)
14. 母乳喂养有哪些优点 …………………………… (10)
15. 按需喂养母乳合理吗 …………………………… (12)
16. 哺乳常犯的错误有哪些 ………………………… (13)

17. 母乳喂养的孩子智商高吗 …………………………… (14)
18. 母乳喂养可以预防乳腺癌吗 ………………………… (16)
19. 母乳喂养可以弥补孕期吸烟的影响吗 ……………… (17)
20. 哺乳及挤奶的方法如何 ……………………………… (18)
21. 如何选择防溢乳垫 …………………………………… (19)
22. 母乳喂养方法具体是怎样的呢 ……………………… (21)
23. 没有母乳怎么办 ……………………………………… (22)
24. 喂母乳和喂配方奶有何不同 ………………………… (23)
25. 哺乳期采取什么样的避孕方法好 …………………… (24)
26. 哺乳期如何护理乳房 ………………………………… (25)
27. 哺乳期乳房的清洁与按摩有哪些技巧 ……………… (26)

二、哺乳期母体的变化 ……………………………………… (27)
 1. 产后哺乳会影响月经周期和排卵时间吗 ………… (27)
 2. 哺乳期尚未恢复月经就又怀孕者如何推算
    预产期 ……………………………………………… (28)
 3. 哺乳期妇女的内分泌系统会产生哪些变化 ……… (29)
 4. 哺乳期如何保健 …………………………………… (30)
 5. 哺乳期女性心理如何护理 ………………………… (31)
 6. 产妇情绪波动是否影响哺乳 ……………………… (32)

三、生活习惯及行为对哺乳的影响 ………………………… (33)
 1. 哺乳期内衣洗涤时应该注意什么 ………………… (33)
 2. 哺乳时的穿着需要注意什么 ……………………… (33)
 3. 哺乳期戴什么样的文胸好 ………………………… (34)

目 录

4. 哺乳期可以烫发染发吗 ……………………………(35)
5. 哺乳期能用护肤品吗 ………………………………(36)
6. 哺乳期可以减肥吗 …………………………………(36)
7. 丰胸后会不会影响母乳喂养 ………………………(37)
8. 哺乳期洗澡时可以用香皂洗乳房吗 ………………(38)
9. 哺乳期可以洗牙吗 …………………………………(39)
10. 哺乳期的女性能化妆吗 …………………………(39)
11. 哺乳期夫妻生活应该如何安排 …………………(40)
12. 乳母运动后可立即喂奶吗 ………………………(41)
13. 躺着喂奶对宝宝好吗 ……………………………(41)
14. 哺乳期补牙会对自身和宝宝产生不好的
    影响吗 ……………………………………………(42)
15. 上班族的妈妈们母乳喂养的注意事项
    有哪些 ……………………………………………(42)
16. 哺乳期来了月经是不是要停止母乳喂养 ………(45)
17. 哺乳期未来月经为什么会怀孕 …………………(46)

四、提高母乳质和量的举措 ……………………………(47)
1. 产妇吃什么能维持足够的奶量 ……………………(47)
2. 造成母乳少的原因和解决办法有哪些 ……………(48)
3. 经常使用吸奶器喂奶是否合适 ……………………(49)
4. 如何解决母乳稀的问题 ……………………………(50)
5. 保持乳汁充足的方法有哪些 ………………………(51)
6. 为促使乳汁分泌应注意哪些细节 …………………(53)

7. 哺乳时怎么知道宝宝是否得到足够的奶水 …… (56)
8. 哺乳期妈妈吃什么钙宝宝易吸收 ………… (57)
9. 宝宝吃奶的时候为什么不能逗着玩 ……… (58)
10. 婴儿喂养中会有哪些糊涂做法 …………… (58)
11. 哺乳期妈妈上班就必须断奶吗 …………… (63)
12. 母乳喂养有哪些细则 ……………………… (64)
13. 何时给宝宝断奶合适 ……………………… (64)
14. 哺乳期如何正确退奶 ……………………… (64)

五、合并症对哺乳的影响及对策 ……………… (66)

1. 哺乳期乳头裂伤怎么办 …………………… (66)
2. 哺乳期乳腺炎怎么办 ……………………… (67)
3. 哺乳期乳房胀痛怎么处理 ………………… (69)
4. 哺乳期乳管阻塞怎么办 …………………… (70)
5. 哺乳期女性患炎性乳癌的几率有多大 …… (70)
6. 急性乳腺炎的病因及预防措施是什么 …… (71)
7. 哺乳期乳头痛怎么处理 …………………… (72)
8. 如何应对胀奶又能兼顾哺乳 ……………… (72)
9. 平坦乳头如何哺乳 ………………………… (74)
10. 哺乳期乳头微裂该怎么办 ………………… (75)
11. 哺乳期得了阴道炎怎么办 ………………… (76)
12. 哺乳期宫颈糜烂怎么办 …………………… (77)
13. 新妈妈哺乳期防便秘的食疗方有哪些 …… (78)
14. 哺乳期便秘什么方法能治 ………………… (79)

目录

15. 乙肝"大三阳"的产妇能母乳喂养吗 …………… (81)
16. 乙肝"小三阳"的产妇可以哺乳吗 ……………… (82)
17. 哺乳期如何防感冒 …………………………………… (83)
18. 妊娠期病毒性肝炎及甲状腺功能亢进者是否
    可以哺乳 …………………………………………… (84)
19. 哺乳期为什么容易感到关节疼痛 ………………… (84)
20. 哪些妈妈不能母乳喂养 …………………………… (85)
21. 哺乳期妈妈发热时能吃药吗 ……………………… (86)
22. 哺乳期生病要给宝宝停母乳吗 …………………… (87)
23. 哺乳期妈妈患感冒有哪些单方可选用 ………… (88)
24. 哺乳期的妈妈感冒了能喂宝宝奶吗 …………… (88)
25. 哺乳期掉头发怎么办 ……………………………… (90)
26. 哺乳期如何减压 …………………………………… (91)

六、哺乳期安全用药 …………………………………… (93)

1. 孕期及哺乳期有哪些禁用或慎用药 …………… (93)
2. 哺乳期的用药原则包括哪些 ……………………… (94)
3. 哺乳期服用哪些药物应格外警惕 ………………… (95)
4. 哺乳期妈妈用药应注意哪些细节 ………………… (96)
5. 哺乳期妇女用药禁忌 ……………………………… (97)
6. 哺乳期能服宫血宁胶囊吗 ……………………… (100)
7. 哺乳期能服避孕药吗 …………………………… (100)
8. 哺乳期能服阿胶补血冲剂吗 …………………… (101)
9. 饮食补钙是最佳方案吗 ………………………… (102)

10. 哺乳期能服三九胃泰颗粒吗 ………………… (102)
11. 哺乳期阴道炎如何用药治疗 ………………… (103)
12. 哺乳期怀孕可以进行药物流产吗 ……………… (104)
13. 哺乳期能服吗丁啉吗 …………………………… (104)
14. 哺乳期贫血服补血药可以继续哺乳吗 ………… (105)
15. 在哺乳期还需服叶酸吗 ………………………… (106)

七、哺乳期妈妈膳食指导 ……………………………… (107)
1. 哺乳期应当怎样补充营养 ……………………… (107)
2. 有什么食物可以达到通乳和催乳的效果 ……… (108)
3. 优质母乳包括哪五大类营养 …………………… (108)
4. 哺乳期妇女吃什么水果好 ……………………… (109)
5. 哺乳期有什么补血的食疗方 …………………… (110)
6. 哺乳期应多吃哪些食物 ………………………… (112)
7. 哺乳期催乳药膳有哪些 ………………………… (113)
8. 新妈妈吃什么可以增加泌乳量 ………………… (116)
9. 产后催奶与回奶的食物有哪些 ………………… (118)
10. 哺乳期可以喝绿茶吗 …………………………… (118)
11. 哺乳期可以吃巧克力吗 ………………………… (118)
12. 哺乳期可以吃螃蟹吗 …………………………… (119)
13. 哺乳期可以吃雪糕吗 …………………………… (120)
14. 哺乳期可以吃西瓜吗 …………………………… (120)
15. 哺乳期可以吃海鲜吗 …………………………… (121)
16. 哺乳期可以喝饮料吗 …………………………… (121)

目录

17. 哺乳期喝可乐有什么害处 ……………………… (122)
18. 哺乳期女性需要适当摄入健脑食品吗 ……… (123)
19. 哺乳期女性还需要补钙吗 ……………………… (123)
20. 哺乳期妈妈可以喝蜂蜜吗 ……………………… (124)
21. 乳母食用木瓜鱼尾汤好吗 ……………………… (124)
22. 哺乳期的膳食安排要注意什么 ………………… (125)
23. 哺乳期妈妈饮食有哪些禁忌 …………………… (126)

八、哺乳期婴儿常见问题及处理 ………………… (132)

1. 婴儿吐奶和溢奶怎么办 ………………………… (132)
2. 婴儿体重增长缓慢怎么办 ……………………… (132)
3. 婴儿拒绝哺乳怎么办 …………………………… (133)
4. 婴儿有母乳性黄疸怎么办 ……………………… (133)
5. 宝宝生后多长时间可喂母乳 …………………… (134)
6. 新生儿发热时能喂母乳吗 ……………………… (134)
7. 唇裂与腭裂新生儿如何母乳喂养 ……………… (135)
8. 新生儿呕吐后能马上再喂奶吗 ………………… (135)
9. 妈妈在哪些情况下喂奶对宝宝有害 …………… (136)
10. 新生宝宝拒绝妈妈乳房怎么办 ………………… (138)
11. 宝宝肥胖与母乳喂养有关吗 …………………… (139)
12. 母乳喂养的宝宝需要补钙吗 …………………… (139)

一、哺乳相关知识

1. 什么是哺乳期

哺乳期指的是产后产妇用自己的乳汁喂养婴儿的时期,就是开始哺乳到停止哺乳的这段时间,一般长 10 个月至 1 年。为了保护母婴健康,降低乳幼儿死亡率,国际上已将保护、促进和支持母乳喂养作为妇幼卫生工作的一个重要内容。哺乳期保健为指导母乳喂养与哺乳期卫生,包括母乳分泌量、影响乳汁分泌量的因素,喂养方法及乳房护理,乳母饮食、休息、睡眠、断乳等。

2. 什么是全部母乳喂养

全部母乳喂养包括以下几类。

(1)纯母乳喂养:指除母乳外,不给婴儿吃其他任何液体或固体食物。

(2)几乎纯母乳喂养:指除母乳外,还给婴儿吃维生素水、果汁,但每天不超过 1~2 次,每次不超过 1~2 口。

3. 什么是部分母乳喂养和象征性母乳喂养

(1)部分母乳喂养分为以下几类:①高比例母乳喂养:指母乳占全部婴儿食物的80%及以上的喂养。②中等比例母乳喂养:指母乳占全部婴儿食物的20%~79%的喂养。③低比例母乳喂养:指母乳占全部婴儿食物的20%以下的喂养。

(2)象征性母乳喂养:指几乎不提供热量的母乳喂养。

4. 什么是哺乳四式

万事开头难,母乳喂养也一样。掌握好的哺乳姿势和哺乳技巧,能让新妈妈少走很多弯路。

要想很好地掌握母乳喂养,首先就要从正确的哺乳姿势开始。哺乳姿势一般有四种:①半躺式,在分娩后的头几天,妈妈坐起来仍有困难,这时,以半躺式的姿势喂哺宝宝便最为适合。把宝宝横倚着妈妈的腹部,背后用枕头垫高上身,斜靠躺卧。②揽球式,在喂哺双胞胎时,或同时有另一位孩子想依偎着妈妈时,这种姿势便尤为适合。婴儿躺在妈妈的臂弯,臀部相对,有需要时可用软垫支撑,而妈妈的下臂应托着婴儿的背部。身子应稍微前倾,让婴儿靠近乳房。开始喂哺后,便可放松及将身体后倾。这种姿势能让婴儿吸吮下半部乳房的乳汁。③摇篮式,摇篮式喂哺最广为人熟悉。婴儿的头部枕着妈妈的手臂,腹部向内,而妈妈的手应托着婴儿的臀部,方便身体接触。利用软垫或扶手支撑手臂,手臂

一、哺乳相关知识

的肌肉便不会因为抬肩过高而拉得绷紧。采用这种喂哺姿势时,垫高双脚有助身体放松,例如把脚放在脚踏上。④侧卧式,在晚上喂哺或想放松一下时,可采用这种姿势。妈妈和婴儿都侧卧在床上,腹部相对,这样婴儿的口便会正对乳头。妈妈的手臂及肩膀应平放在床垫上,只有头部以枕头承托。妈妈可用卷起的毛巾或类似物品垫着婴儿,让婴儿保持同一姿势。

5. 哺乳有哪些技巧

要保证母乳喂养顺利成功,新妈妈还必须学习正确的母乳喂养技巧。正确的嘴乳衔接方法应该是婴儿的小嘴完全环抱妈妈乳房的乳头和乳晕。

(1)用乳头挠弄宝宝的小嘴唇,一旦母婴都处在感觉非常舒适的体位,妈妈就可以用乳头轻轻抚弄婴儿嘴唇,等婴儿小嘴完全张开——直到像打呵欠那样大大地张开小嘴为止。建议直接用乳头对准宝宝鼻子抚摩,然后逐渐向下移到婴儿上唇黏膜,逐步诱导宝宝大大地张开小嘴衔接乳头,这样可以避免哺乳时宝宝吸吮自己的下唇。如果宝宝还是不肯大大地张开小嘴,那么就可以挤点初乳涂放到宝宝唇部,鼓励宝宝张开小嘴衔接乳头。如果宝宝把头移开了,用手轻轻地抚握颊部将宝宝头部靠近妈妈乳房,本能的新生儿吸吮反射会使宝宝将头部转向妈妈乳头。

(2)嘴乳衔接,一旦宝宝大大地张开了小嘴,就把婴儿向妈妈靠近。妈妈不要将自己的乳房去接近宝宝的小嘴,更不要将宝宝的头部推向乳房。

（3）嘴乳衔接的检查。婴儿正确衔接乳头的表现应该是嘴唇向外凸出（就像鱼嘴一样）而不是向口腔内回缩。妈妈还要检查婴儿有没有吸吮自己的下唇，妈妈牵拉下唇就能检查出婴儿是否在吸吮下唇和舌头。如果婴儿吸吮舌头，妈妈要用手指终止吸吮，并移开乳头。要明确婴儿是在正确地吸奶而不是在无效地吸吮乳头，妈妈就要细心观察婴儿是否有持续强有力的吸奶、吞咽和呼吸的节律性运动。一旦婴儿颊部、下巴、耳部出现节律性的协调动作，随后妈妈就能体验到乳汁从乳头流出的感觉以及听到婴儿吞咽声（或者间断呛咳声），有节奏地连贯出现这些现象就说明婴儿正在吸奶。如果婴儿衔接乳头的姿势正确，哺乳是不会有乳头疼痛的（妈妈有乳头皲裂或乳房感染的除外）。

（4）给宝宝留点呼吸空间。宝宝衔接乳头后，如果乳房组织阻塞了宝宝的鼻孔，妈妈用手指轻轻地向下压迫乳房表面组织就能让宝宝呼吸畅通，轻轻抬高宝宝也能提供一点呼吸空间。

（5）终止吸吮。如果宝宝吸奶完毕仍不肯松开衔在乳头上的小嘴，唐突拉开会导致乳头损伤。妈妈终止婴儿吸吮的方法就是用手指非常小心地插入宝宝的口角让少量空气进入，并迅速敏捷地将手指放入宝宝上、下牙槽突龈缘组织之间直到宝宝松开为止。

6. 如何认识女性的哺乳器官

乳房为哺乳动物特有的结构。人的乳房为成对的器官，

一、哺乳相关知识

男性不发达,女性于青春期后开始发育生长,妊娠和哺乳期的乳房有分泌活动,老年妇女乳房萎缩。乳房位于胸前部,在胸大肌及其筋膜的表面。未成年女性的乳头平对第4或第5肋间隙。

成年女子尚未哺乳的乳房呈半球形,紧张而富有弹性。乳头为乳房中央的圆形突起,其表面有输乳管的开口。乳头周围有一圈颜色较深的区域,称为乳晕。乳房由皮肤、乳腺组织和脂肪组织构成。乳腺组织被脂肪组织分隔为15~20个乳腺叶,以乳头为中央呈放射状排列。每个腺叶有一条排泄管,称为输乳管,由该腺叶中各乳腺小叶的导管汇合而成,开口于乳头。临床进行乳房浅部脓肿切开手术时,应尽量采用放射状切口,以免损伤乳腺叶和输乳管。

7. 乳汁的成分包括哪些

乳汁的成分包括水、蛋白质、脂肪、糖、无机盐和维生素。乳汁中的蛋白质主要为酪蛋白,其次是乳清蛋白和乳球蛋白。

8. 孕期应为以后母乳喂养做哪些准备

众多准妈妈及新妈妈们认为"生孩子后,出现乳汁开始喂养即可"。但这是错误的认识。专家们指出,如果从怀孕前开始不做母乳喂养准备,则很可能会失败。也就是说,如果下决心要用自己的乳汁喂养宝宝,那么从怀孕时开始就应该为将来的母乳喂养做好各方面的准备。而且母乳喂养的成败在于产后1～2周,所以妈妈的意志和环境最重要。

准妈妈孕期应注意营养。母亲营养不良会造成胎儿宫内发育不良,还可影响产后乳汁的分泌。在整个孕期和哺乳期都需要足够的营养,多吃含丰富蛋白质,维生素和矿物质类的食物,为产后哺乳做好准备。孕妇怀孕后应注意乳头、乳房的保养。尤其是乳头凹陷的准妈妈,但是乳头下陷随着在怀孕期间乳房的增大,多数可以自动矫正,如需人工矫正,应在医生指导下进行或产后进行,因为产前为矫正乳头下陷,采取牵拉乳头的霍曼方式等刺激乳头的方法有引起早产的可能。即使未予矫正,在喂奶前轻按乳晕部分,抚摸乳头,使其突出,大部分都可以喂奶。

定期进行产前检查,保证妊娠期身体健康及顺利分娩,是新妈妈产后能够分泌充足乳汁的重要前提。最近几乎所有医院都备有"产前母乳喂养教育计划",是新妈妈借以了解正确的哺乳方法的好途径。

9. 产后哺乳应该在什么时候开始

指导产妇产后 30 分钟内让新生儿吸吮母乳,这种接触或吸吮不仅可以让产妇尽早"泌乳",也可以增进母子间的感情。如果没有奶水或奶水不足,可以食用奶粉和葡萄糖水。

10. 必备的母乳喂养用品有哪些

(1)哺乳文胸——主要是哺乳方便,尤其是月子期间,揭

一、哺乳相关知识

开衣服哺乳极易受凉,建议购买哺乳文胸实用、方便。

(2)防溢乳垫——在哺乳育儿期,只要听到婴儿的哭声母亲的乳房就会充盈,能够完全控制渗乳的乳垫是必不可少的用品。月子期满到医院复查时,有乳垫垫着防止湿透衣服。

(3)奶瓶——尤其对于奶水不是很充足的产妇来说,奶瓶是必备之品。随着技术的不断改进,奶瓶的设计也越来越人性化。

(4)吸奶器——对于奶水过于充足和平时工作比较繁忙的妈妈们来说,一个吸奶器是必备之品。现在的吸奶器分为手动和自动的。像手动吸奶器吸力可自由调节,严密的贴合气垫密闭贴合乳房,模仿婴儿吮吸,快速吸出乳汁。

以上就是关于母乳喂养用品的部分介绍,希望对新妈妈们会有所帮助。

11. 哺乳期就是"安全期"吗

一般来说,产妇自然产后 2 个月,剖宫产正常情况 3 个月后,产妇均可适当地过性生活。有了性生活就要采取完全可靠的避孕措施。有人认为,产后哺乳期就是"安全期",过性生活可以不用采取任何避孕措施。这是不科学的。据调查统计,约有 1/3 的乳母会在月经恢复之前怀孕。这说明,哺乳期绝对不是"安全期",利用哺乳期避孕是不可靠的。一旦怀孕,乳母只好去做人工流产,而这时的子宫比较薄、脆、软,做人工流产时容易造成子宫穿孔引发大出血,对乳母的身体非常不利。若剖宫产的产妇怀孕,再做人工流产难度就更大,对身体的危害也就更大,不用说这会严重影响、甚至阻断哺乳了。

纯母乳喂养的产妇,如果昼夜喂婴儿并闭经,那么6个月内避孕效果可达95%以上,但必须要坚持哺乳,而且必须是闭经状态下,如果仅喂少数几次母乳,或月经已经复潮,那么效果就不可靠了。因此,产后从恢复第一次性生活开始,就应该认真落实好避孕措施,千万不可抱侥幸心理,更不可疏忽大意。

12. 母乳喂养对妈妈和宝宝都有何益处

对母亲的好处:母乳喂养对刚刚成为母亲的人来说有很多好处,比如说母亲就不需要费心给奶瓶消毒、配制奶粉。用母乳喂养婴儿需要消耗更多的能量,母亲产后减肥也比较容易。哺乳行为还可以刺激子宫恢复。母乳喂养的母亲休息的时间相对比较多些。夜间喂养也比较简便,不需要起床到冰箱里取出牛奶热好了倒进奶瓶里再来喂奶。母乳喂养还是一种自然的节育方法。频繁的哺乳活动抑制卵巢排卵,推迟月经的复潮,自然也就减少怀孕的机会。当然,哺乳期间的性行为还是应该做好正规的安全措施。哺乳期间服用避孕药同其他避孕措施一样是安全的,但在断奶之前最好还是使用其他的避孕手段。母乳喂养还是一种很经济的喂养方式,尽管需要消耗母亲很多的能量,使母亲吃得更多,但比起昂贵的母乳替代品来说,要便宜得多。母乳喂养是花钱最

一、哺乳相关知识

少又最有营养的喂养方式。

对婴儿的益处：母乳喂养的最大优点就是营养。母乳中所含的脂肪酸、乳糖、水、氨基酸的比例正好能够适合婴儿的消化系统，促进脑的发育和身体的成长。牛奶中含有比母乳所含更多的蛋白质，而这些蛋白质仅仅对小牛有益，对于婴儿来说却是很难消化的。牛奶喂养的婴儿看起来比母乳喂养的婴儿要胖，但没有那么健康。母乳中含有母亲体内产生的抗体，通过母乳进入婴儿体内后，有助于提高免疫力，减少患病机会。母乳中来自母体的细胞，其中约80％是巨噬细胞，能够杀死细菌、真菌和病毒。母乳喂养的婴儿能够得到这些细胞的保护，自然就很少生病。而且，母亲体内的抗体正好是针对居住环境中存在的病原，带有这些抗体的母乳就像是为婴儿抵御环境中病原的侵害而定制的一样。母乳喂养的婴儿消化道中存在着大量可以防止有害细菌繁殖的双歧杆菌、乳酸杆菌等有益细菌。直接来自乳房的母乳几乎是无菌的，不像奶瓶那样容易被细菌污染而导致婴儿的疾病。母乳中还含有任何配方所不能配制的至少100种成分。有时母亲食用了一些刺激性的食物后，婴儿会对自己母亲的乳汁产生过敏反应。只要注意避免食用这些食物，就完全可以避免。婴儿吮吸乳头比吮吸奶瓶要花更大的力气，这有助于下颌的发育，锻炼下颌的力量，使牙床发育得更好，为将来牙齿的健康奠定良好的基础。婴儿吮吸乳头可以很好地控制乳汁的流量，而吮吸奶瓶的婴儿则要受到奶嘴中牛奶压力的干扰。母亲的呵护，建立早期的母子接触对婴儿的心理发展同样是有益的。初生的婴儿只能看得到30～40厘米以内的物体,正好是哺乳时母亲面部到婴儿眼睛的距离。研究发现仅一周大的婴儿就对母亲乳汁的气味产生偏好。许多心理学家相信,在母亲怀中哺乳,特别是有皮肤接触的婴儿能感觉到母亲的温暖和存在,从而能够享受由此而带来的安全感。许多用奶瓶喂养的婴儿的父母往往只是简单地把奶嘴放到婴儿的嘴里,忽视了与婴儿人际交流。现在,母乳喂养已不再是简单的一种喂养婴儿的方法,更重要的是使婴儿感到温暖,安全和舒适的重要途径。

13. 哺乳期持续补钙安全吗

中国营养学会推荐中国无论成人还是儿童每天钙的摄入总量最好不要超过2 000毫克,超过2 000毫克就是补多了,而在2 000毫克以内长期补充都是安全的。因此中国营养学会推荐孕中期的妈妈每天应摄入1 000毫克的钙,而孕晚期和哺乳期的妈妈每天应摄入1 200毫克的钙,这样才能够保证妈妈和宝宝骨骼的"双重需求"。

14. 母乳喂养有哪些优点

母乳喂养是我们一直提倡的,因为母乳的特点是任何奶粉配方都无法代替的。

(1)母乳中含有较其他乳制品含量更多的婴儿生长发育所需要的乳糖。

(2)只需乳母自己营养充足,母乳中就含有足量的维生素。

一、哺乳相关知识

(3)母乳中有乳铁蛋白,它能组织那些需铁的有害细菌的生长。

(4)母乳喂养有助于母、婴间的感情交流。通过喂哺,婴儿能听到他所熟习的母亲心跳声,感受到母亲的肌肤之亲,能闻到母亲皮肤的香味,这对于稳定婴儿情绪和身心的健康发育有非常大的好处。另外,母亲自己喂奶,还能及时发现婴儿的寒暖、疾病,以便及早治疗。

(5)母乳喂养能促使产后子宫复旧,还可降低乳腺癌的发病率和卵巢癌的发生。

(6)母乳营养成分好,含有适合婴儿生长发育需要的各类营养要素,而且随着婴儿月龄的增长,母乳成分也会随之改变与婴儿的需要相适合。母乳中所有的蛋白质和脂肪质量好,利用率高,容易被婴儿消化吸收,而不像牛奶中含的蛋白质成分不易被婴儿吸收。

(7)母乳中含的铁有50%能被婴儿所吸收,是各种食物中吸收最好的。因而母乳含铁量虽不多,却已够婴儿需要。

(8)母乳中含有足够的水分,即便在炎热的夏季里,只需母乳多,就能满足婴儿的生理需要。

(9)母乳中钙、磷比例合适,容易被吸收。

(10)母乳的温度适宜、清洁卫生、无菌,并可随时供给婴儿,不受时间、地点的限制,故又经济又方便。

(11)乳房里的母乳不会变质,是新鲜的,婴儿越吸空,乳汁分泌就越多。

(12)母乳中含有抗感染的活性白细胞、免疫抗体和其他免疫因子,特别是初乳含有大量的免疫球蛋白。这些免疫物质就似抗生素一样,可以保护婴儿免受细菌感染,不易发生肺炎等疾病。

15. 按需喂养母乳合理吗

母乳喂养也是有讲究的,什么时候该喂奶,喂多少,要根据婴儿的需要进行哺乳。饿了要吃,渴了要喝,这是人的本能,宝宝从出生那一刻就具有这种本能。以前的哺乳观点是要给宝宝定时喂奶,但现在提倡按需哺乳,因为小婴儿是最不能耐受饥饿的,饿的时间是不确定的,一饿就会哭,如果就因为时间不到不给宝宝喂奶,这是不合理的。

按需哺乳是按照母亲和宝宝双方的需要进行哺乳,它是指宝宝饥饿时进行哺乳;母亲感到乳房胀满时进行哺乳。按照按需哺乳的原则,就不能硬性规定喂奶的时间与次数。在产后第1周内,奶量可能分泌较少,母亲不必担心自己的奶少,要勤给孩子喂奶,夜间也要勤喂奶,这样可以促进乳汁的分泌。当然如果妈妈有工作或者其他特殊情况,不能按需喂奶,那么定时哺乳也是完全可以的。

提倡按需喂哺宝宝,但这并不是说宝宝一哭就得喂。因为宝宝啼哭的原因很多,也许是尿湿了,也许是想要人抱了,也许是受到惊吓了等,妈妈应该做出分析判断。如果把宝宝抱起来走一走,或是给他换掉脏尿布,他就能安静下来,停止啼哭,那么就可以不必喂奶。

喂奶过于频繁,一方面会影响妈妈休息,造成奶水来不及充分分泌,宝宝每次都吃不饱,过不了多久就又要吃的恶

一、哺乳相关知识

性循环,另一方面频繁吸吮也会使妈妈的乳头负担过重,容易破裂,疼痛难忍,无法哺乳。

一般情况下,未满月的宝宝每天吃奶次数较多,一般为10～12次;1个月左右的宝宝可以每隔3个小时喂一次;2个月以后宝宝就可以每隔3个半小时吃一次奶,这样比较符合宝宝胃肠排空规律。

16. 哺乳常犯的错误有哪些

据美国疾病预防控制中心的最新数字显示,74％的母亲在孩子出生时尝试母乳喂养,但3个月后,这一比例降至30％,6个月之后,降至11％。因此,美国CNN网站总结了五点母乳喂养中的错误做法,并指出了相应的正确做法。

错误一:有了问题,独自解决——解决方法:寻求帮助。当面临喂养困难时,应该去找其他人寻求帮助。一些喂养建议(如怎样让孩子吮吸乳头,如何处理乳头的疼痛等)和情感支持都是不可缺少的。你的妈妈会知道关于母乳喂养的事,所以不要独自一人在家里每天花上8～10小时,面对这个难题。

错误二:忘记有成功母乳喂养经验的朋友——解决方法:邀请一个这样的朋友。能够向哺乳咨询师咨询当然是最好的了,但是花费也比较昂贵,不如邀请一个有着成功母乳喂养经验的朋友,并告诉她你想要了解的内容。可能你会觉得向所有朋友讲,自己在母乳喂养方面出了问题,是件令人尴尬的事,但为了孩子的健康,又有什么不行呢?

错误三:自认为奶水不够——解决方法:更多了解孩子的行为动机。很多时候,新妈妈会认为,如果孩子不停地吃奶,她们的奶水可能会不够,所以得人工喂养一些奶粉。其实孩子有时就是会不停地吃——这是他们应该做的,不代表你的奶水不够,而表示你需要继续喂。

错误四:在公共场合哺乳被谴责——解决方法:立刻反击。新妈妈在公共场合哺乳,有时会遭到谴责。这时可以说:"如果你看到我的孩子吃东西,觉得不舒服,可以用这个婴儿毯遮住自己。孩子吃完我会通知你。"

错误五:妈妈们因为奶水少而慌张——解决方法:要清楚刚开始哺乳时量不会很大。一些母亲在刚开始哺乳时,就期望奶水会大量涌出,当实际情况不是如此时,她们就会开始给孩子喂牛奶。其实,在孩子刚出生时,母亲会分泌少量的初乳,这是一种浓缩的营养价值很高的乳汁。但量并不是很大,只能用茶匙来计算。

17. 母乳喂养的孩子智商高吗

俗话说,金水银水不如妈妈的奶水。据英国《国家科学院学报》报道,科学家最新研究证实,与奶粉喂养的孩子比,母乳喂养的孩子长大后更聪明,这与体内的一种基因密切相关。

"百年来,科学界及公众对智商决定因素的争论,一直围绕在先天遗传和后天营养上。"来自英国王家学院的泰瑞·默菲特说,母乳喂养对儿童的很多益处已经得到了证

一、哺乳相关知识

实,包括降低感染、呼吸系统疾病和腹泻的发病率;降低血液中胆固醇水平,减少心脏病的发病率等,但母乳喂养与智商之间的关系一直没有得到证实。

此次,默菲特和他的同事对3 000名孩子进行了研究观察。"我们从孩子身上取出细胞,并且分析其中的基因,然后对比他们的智商测验成绩,以及他们在婴儿时期是否为母乳喂养。"默菲特在采访中介绍说。

结果发现,与奶粉喂养的孩子相比,经母乳喂养的孩子智商得分平均要高6~7分,但这种情况大多出现在那些体内有高效处理脂肪酸基因的孩子身上。

"此类基因能对母乳、鲑鱼、杏仁和梨等食物中富含的脂肪酸进行加工,将其转化成大脑所需的营养物质。"研究人员排除了其他可能,并认为,这种基因对智商的影响,与出生体重,母亲的文化水平和智商无关。

研究人员发现,基因与智商和母乳喂养密切相关。他们表示,母乳中含有很多有益的物质,而孩子身上的基因,能把这些物质转化成大脑发育必需的营养,这会让孩子变得更聪明。他们目前正在进行下一步研究。

遗憾的是,据联合国统计,全球只有39%的婴儿在刚出生的6个月内完全靠母乳哺育。英国《泰晤士报》调查结果表明,妈妈们不愿哺乳的原因主要有三:一是觉得自己奶水不足(87%的人持此观点);二是认为配方奶粉营养等同于母乳(34%);三是怕哺乳会影响体形(20%)。对此,各国政府、各医疗保健机构都想尽办法,推广母乳喂养。澳大利亚政府甚至出资30万澳元,采集、储备母乳以供"吃不饱"的新生儿食用。

18. 母乳喂养可以预防乳腺癌吗

一项新的研究表明,对孩子母乳喂养的时间长短是影响妇女患乳腺癌发病几率的重要因素,甚至超过了遗传因素。也就是说母乳喂养预防乳腺癌。这项研究发现,妇女如果对自己的每个孩子母乳喂养超过 6 个月以上,就可以降低患乳腺癌几率 5%,即使她们有乳腺癌的家族病史。专家们说,这项发现有助于解释上个世纪发达国家乳腺癌发病率大幅上升的现象。"在发达国家,过去的 100 年间,哺乳方式有了很大变化,同时乳腺癌发病率也有了很大增长。"美国癌症协会的流行病分析负责人说。

这项研究包括全球 200 名研究人员,他们共对全球范围的 15 万名妇女进行了 47 项调查研究,然后英国牛津大学的流行病学专家对所有信息进行了汇总与分析。乳腺癌发病率在 19 世纪末期开始上升,到 20 世纪 50 年代,人们已经认识到所生育孩子的数量同乳腺癌发病率有明显关系。1970年,一项研究认为妇女初次生育孩子的年龄至关重要,而生育孩子的数量或是否母乳喂养并不重要。

从那时起,几乎所有的研究都将注意力放在女性初次生育的年龄上,此次新研究的负责人,牛津大学流行病学小组组长 Beral 说,"而母乳喂养的防癌作用一直没有被人们认识清楚。"牛津研究小组从对 2 万名妇女的调查开始入手,这些妇女只有一个孩子,都没有进行过母乳喂养。研究人员将

一、哺乳相关知识

她们同一些有多个孩子但同样没有进行母乳喂养的妇女进行了比较,结果发现,"孩子越多,患病率越低,每多生一个孩子,患病率降低7%。"Beral说。研究人员还发现,不论孩子的数量多少,妇女每进行1年的母乳喂养,患病率可降低4.3%。这种保护作用对所有妇女都是相同的,不受其他什么因素影响。在发达国家,妇女一般有2~3个孩子,每个孩子进行母乳喂养2~3个月。而在一个世纪之前,西方妇女们大都有6~7个孩子,每个孩子进行母乳喂养1~2年,这种情况在许多发展中国家现在还有。目前,发达国家的妇女们到70岁时有6.3%的人患乳腺癌,而在一些贫穷落后的国家,70岁妇女乳腺癌患病率只有2.7%。"正是母乳喂养使得乳腺癌患病率大幅降下来。"Beral说。此项研究还发现,如果发达国家的妇女有6~7个孩子,她们患乳腺癌几率也会从6.3%降到4.7%。如果每个孩子母乳喂养两年,这在发展中国家是很普遍的,乳腺癌患病率将会降到2.7%。研究人员还计算出,如果只有1~2个孩子,而每个孩子进行母乳喂养1年,乳腺癌患病率将会从6.3%降到6%。

19. 母乳喂养可以弥补孕期吸烟的影响吗

一项新的研究认为,母乳喂养对婴儿心理发育的好处可抵消部分孕期吸烟造成的伤害。已知孕期吸烟对婴儿的心理发育有负面影响,但这项新研究显示,孕期吸烟的母亲如能坚持产后母乳喂养达3周以上,则孩子在9岁时的阅读、数学和拼写能力与母亲孕期未吸烟同时产后母乳喂养的儿童相似,而母亲孕期吸烟的非母乳喂养儿童的评分则低于母亲孕期不吸烟者。

荷兰格罗宁根大学的研究人员对七十年代在其医院出生的3 162名新生儿资料进行了分析,对其中570名儿童9岁时进行了算术、阅读和拼写技能的标准化检测,结果显示,孕期吸烟的害处部分被母乳喂养抵消,但这并不代表只要母乳喂养即可在孕期吸烟。

孕期吸烟对胎儿危害极大,可造成流产和低出生体重,发生婴儿猝死综合征(SIDS)危险增加,而且该行为完全可以避免,除了帮助准妈妈戒烟,还要大力提倡母乳喂养。

研究人员说,母乳喂养可抵消孕期吸烟影响的原因尚不清楚,可能与母乳富含脂肪酸,对大脑发育有益有关,母乳中含有的激素也有助于抵消吸烟的负面影响。母乳喂养对婴儿的心理发育同样有利。同时母乳喂养妇女与未母乳喂养者在智商和母亲技能上也有所不同。

20. 哺乳及挤奶的方法如何

每次哺乳应尽量两边都喂,这样可以减少乳房所受的刺激,从而改善泌乳现象。即使宝宝吃了一边乳房的奶水就饱了,妈妈也应排空另一只乳房。

排空乳房奶水的方法是大拇指及食指放在乳晕外围上,往胸壁方向内压。以大拇指和食指按压乳头后方的乳晕,即可将奶挤出。

一、哺乳相关知识

21. 如何选择防溢乳垫

对于职场妈妈们来说，防溢乳垫非常有用。哺乳妈妈们常在不能及时哺乳或听到宝宝哭的情况下，乳汁会自动流出，渗透衣物造成尴尬。而防溢乳垫主要是用来吸附溢出乳汁，起到避免多余乳汁浸透衣物的作用。现代社会女性在职场也发挥着绝对不可替代的作用，很多女性朋友刚生完宝宝不久就会回到工作岗位上。所以忙碌的妈妈们可千万别忘了戴防溢乳垫上班。

有用过防溢乳垫的妈妈也有的说防溢乳垫不好用，这多半是因为这些妈妈们选择了不适合自己的防溢乳垫。只有适合自己的优质的防溢乳垫才是好用的。优质防溢乳垫常常具备以下几个优点：①吸收力强要做到一般可吸收50毫升以上的液体。②要保证柔软舒适，好的防溢乳垫在吸收溢出的乳汁后，还会使乳房部位保持干燥，不刺激乳房。③具有防滑胶带可轻易粘贴于内衣上，不至于吸收乳汁太多而自动滑落造成尴尬。④超薄单片无菌包装，安全卫生又携带方便。

如何选择呢？防溢乳垫选择一次性的或可洗的都可以。两片小小的防溢乳垫能够帮助哺乳期的妈妈解决烦恼，虽然选乳垫就跟选内衣一样，看起来都差不多，但要挑选到最适合自己的那款还是得费点心思的。那么哪种防溢乳垫好呢？目前市面上的防溢乳垫，都是采用吸力超强的高分子聚合物来迅速吸收溢出的乳汁，乳垫表面多采用轻薄、柔软的材质，给皮肤最温柔的呵护,有些乳垫还加有防漏衬里及防漏侧边,以确保万无一失。像贝亲防溢乳垫、黄色小鸭防溢乳垫等为贴合妈妈的乳房,乳垫都设计成弧形曲线,由防滑胶贴固于内衣上,一点儿也不影响美观及日常活动。

虽然乳垫的基本原理是一样的,但其种类却非常多。了解哪种防溢乳垫好首先要清楚防溢乳垫的分类。按使用方法可分为:可洗型,多由棉等天然织物做成,舒适贴身,透气性强,可多次使用,经济实惠,需要及时清洗,而且奶渍的清洗不是非常方便。抛弃型,轻薄小巧,背面带有固定位置的黏胶,使用和携带方便,一次性使用,无需清洗,一天数次更换,使用成本较高。皮肤敏感的妈妈会对某些材料过敏。防溢乳垫按表面材质分涤纶、拉绒棉、全棉、无纺布等。

皮肤较为敏感的妈妈:在选择防溢乳垫上,最好选用棉质的,可预防皮肤过敏或者乳头受刺激而发生感染。上班族或者经常外出的妈妈,在乳汁还比较多,如果用可洗型乳垫,一天下来,乳房部位黏黏潮潮的很不干净。那么可以使用无纺布材料的一次性乳垫,像黄色小鸭防溢乳垫随身携带随时更换更舒服安心。乳汁溢出现象特别严重的妈妈,一般的薄型乳垫用不了多久就会湿透。那么选用拉绒棉面料的乳垫,拉绒棉的乳垫较无纺布的乳垫厚实,选择防溢乳垫可以吸收更多的乳汁。这样就不会有乳汁渗漏的尴尬了。常待在家里的全职妈妈,因为防溢乳垫价格不是那么便宜,特别是一次性的。所以不太出门的妈妈,最好选用可洗乳垫好,脏了就换掉,洗干净还能用,很实惠。

22. 母乳喂养方法具体是怎样的呢

母乳喂养能否成功,关键的第一步是早开奶,早开奶主张生后15分钟到2小时内开奶,最好是30分钟内开奶,宝宝可以吃到初乳,刺激泌乳反射,建立良好的母乳喂养。

嘴巴寻找奶头时,妈妈将乳头乳晕同时放进宝宝张大的口内,使孩子衔乳头乳晕,吸奶的方式主要是双唇挤压乳窦,而不仅仅是靠负压吸引,衔的姿势不正确会导致乳头皲裂和孩子吃不到奶。

当宝宝饥饿哭闹时和妈妈感到奶胀时都可以喂哺,喂奶前妈妈感到乳房充盈,奶水多,喂奶之中听到宝宝吞咽奶水的声音,喂奶后乳房排空,吃奶后宝宝有满足感,能够入睡。刚开始吃奶时用剪刀式托乳房的姿势可以减少乳汁的射出,以免呛到宝宝。另外宝宝要采取半卧位姿势吃奶,不容易呛,平卧吃奶容易呛。

乳头要护理好,防止皲裂,乳头皲裂的疼痛会使妈妈恐惧喂奶,乳汁很快减少,乳头护理在孕末期就用清水毛巾每日擦洗乳头。有的宝宝因为出生后使用过奶瓶,会不喜欢再吃妈妈的乳头,有些妈妈就会将乳汁挤出来,用奶瓶喂给宝宝,挤出母乳喂养宝宝会使乳汁的分泌量逐渐减少,因为宝宝用嘴频繁的吸吮乳头,使刺激能传入下丘脑,分泌泌乳素和催产素,这样才会保证乳汁持续分泌。

23. 没有母乳怎么办

饮食调节方法：①莴笋叶多量、豆泡（油豆腐）中量、猪蹄（带大筋的）少量，加水炖，大碗吃。这些可作为主食大约吃3天。②丝瓜多量、豆泡（油豆腐）中量、猪蹄（带大筋的）少量放水炖，大碗吃。也可当饭吃。大约吃3天。③紫皮花生米（偏瘦的）放少许盐煮烂些加藕丁，如有血瘀将藕切成薄片放糖或山楂水煮，当零食常吃可促进下奶。

生活调节：其实母乳的多少与母亲的心理因素和睡眠是否充足有很大关系，心里放松，睡眠充足会促使脑下垂体加速催乳素的分泌，另外孩子的不断吸吮同样会刺激脑下垂体分泌催乳素。希望所有的母亲在产后调整好睡眠，孩子睡时母亲也跟着睡觉，孩子醒后就喂奶。即使奶水少也要坚持让孩子吸吮，因为宝宝吸吮有利于产奶水。

奶粉代替：如果一切方法都没用，就要开始考虑婴儿奶粉了，虽然母乳喂养的优点多，但是像市面上热销的如雅培、惠氏、美赞臣等几类大品牌的奶粉也不比母乳差多少，只要妈妈们分阶段来正确给孩子喂养奶粉，宝宝一样会健康成长。像0～12个月内的宝宝可以吃雅培金装喜康宝婴幼儿奶粉或者惠氏S-26金装爱儿乐婴儿配方奶粉，也可选择第一阶段的美赞臣安婴儿A+婴儿配方奶粉。除此之外，还可以给孩子添加增强抵抗力的牛初乳粉。

辅食添加：另外在适当的时候添加辅食也很重要。一般4个月就可以开始添加辅食，可先添加软烂的米粥等。也可

一、哺乳相关知识

以喂些自榨果汁补充维生素;5、6个月可以添加菜泥、蛋黄泥,7、8个月可以添加肝泥、鱼泥等,9~12个月宝宝稍大,可以逐步添加龙须面、烂饭、馄饨等。可适当锻炼吃饭能力,向独立吃饭过渡。

24. 喂母乳和喂配方奶有何不同

(1)新生儿每次肚子饿一哭,就需要吃东西,因为他未成熟的身体,是不适合等待的。而母乳可立即喂,配方奶却得"冲"。

(2)喂母乳使婴儿肠内产生帮助消化的益生菌,而配方奶则产生较少益生菌。

(3)母乳是和体温一样,这刚好适合于婴儿,但奶瓶里的奶便不一样了,温热到了某一种温度后却在喂食时又逐渐冷却了。

(4)夜间喂母乳更方便,不需从冰箱拿牛奶、加热再拿着奶瓶喂孩子。

(5)母奶是新鲜的,而牛奶是经过煮沸、保存、进口的,所以许多营养已被破坏,纵使加了维生素之类,也加了我们了解有限的其他激素、酵素之类。

(6)母乳易于消化,而配方奶则不是。

(7)喂母乳的婴儿是很少便秘的,即使2、3天不大便,排出来的粪便也还是软的;吃配方奶的婴儿却常常有便秘之苦,且大便是硬的,非常痛苦。

(8)喂母乳的婴儿很少有消化不正常或吐奶等现象。

(9)喂母乳的婴儿很少得皮肤病,他们很少有湿疹、或尿布疹等现象。

（10）喂母乳的婴儿很少有呼吸道的严重疾病，但喂配方奶的婴儿却常受此类疾病的侵袭，例如支气管炎、肺炎等。

（11）如果你到一个落后的国家或者您的国家遭遇战乱，最好的方法还是喂母乳，因为在那种情况下是没有条件处理良好的奶嘴、奶瓶及牛奶或羊奶之类的东西，而且得之不易。所以喂母乳是比较安全、可靠而健康的。

（12）吸吮母乳的运动，增进婴儿脸部形状的完美，而吃奶瓶的婴儿长大以后牙齿、嘴型常有变型的烦恼。喂母乳是一种自然的计划生育，同样没有避孕时，根据医学统计，婴儿在9个月以前喂配方奶的妈妈怀孕的机会2倍于喂母乳的妈妈。

（13）喂母乳可预防患乳癌的几率，而从未喂母乳的妈妈根据统计比较容易患乳癌。

（14）喂母乳可帮助建立母爱，婴儿吸吮母乳可刺激性激素分泌，增进感情，这种性激素的刺激连动物都能产生母爱，更何况是我们人类。

（15）喂母乳时，可使母亲与婴儿同时享受身体的温暖，母亲胀奶时便想起了婴儿，这就是一种身体与感情的结合，也培养日后家庭成员之间至诚至爱的亲情与其乐融融的和谐氛围。

25. 哺乳期采取什么样的避孕方法好

目前，较为合适的哺乳期避孕方法是工具避孕。因为常用的避孕药是一种激素，如口服避孕药1号、2号等，服用后不仅能使乳汁分泌减少，还会通过哺乳进入婴儿体内，会对

一、哺乳相关知识

婴儿产生不良的影响。常用的避孕工具有阴茎套、阴道隔膜、宫内节育器等。阴茎套避孕,使用简单,非常容易掌握,而且效果可靠,只要能正确地使用,成功率高于节育环。阴道隔膜避孕,避孕效果好,避孕率可达98%,既没有异物感也没有性感障碍,但使用技术要求比较高,使用后保养也比较麻烦。采用此法避孕,必须先请妇科医生做妇科检查,根据阴道的大小选配合适的型号,并由医生指导,学习放入和取出的方法。对患有子宫脱垂或阴道壁松弛的人,子宫帽的位置不易固定,效果就会较差,所以不宜选用此方法。如果产后3个月来过月经,产妇可选择放置宫内节育器。

一般说来,宫内节育器的避孕效果是比较理想的,由于使用方便,不影响性感,安全效果较好,目前是我国使用最多、最受欢迎的一种女用避孕工具,也是对哺乳期产妇比较合适的一种避孕工具。但如果产妇产后有胎膜早破、感染发热及产后出血的情况,可考虑拖延放置时间。

哺乳期产妇是不可服用避孕药的,因为产后产妇身体正处于调整状态,内分泌尤其有较大的变化。此时吃避孕药会影响乳汁质量,对新生儿健康不利。另外,口服避孕药还能抑制乳汁分泌,会影响哺乳的顺利进行。所以在这一特殊期内,无论是长效避孕药还是短效避孕药,产妇都应禁用。当然不哺乳的产妇在月子后体内内分泌已基本恢复正常的情况下,可选择使用。

26. 哺乳期如何护理乳房

为使婴儿能得到充足的母乳喂养,每位母亲必须掌握正确的乳房护理知识和保健知识,有利于乳汁的分泌和哺乳的顺利进行。哺乳前,柔和地按摩乳房,有利于刺激排乳反射。切忌用肥皂或酒精之类物品擦洗乳房及乳头,以免引起局部皮肤干燥皲裂,如需要只许用含有清洁水的揩奶布清洁乳头和乳晕。哺乳时,应注意婴儿是否将大部分乳晕也吸吮住,如婴儿吸吮姿势不正确或母亲感到疼痛,应重新吸吮,予以纠正。哺乳结束时,不要强行用力拉出乳头,因在口腔负压下拉出乳头易引起局部疼痛或皮损,应让婴儿自己张口乳头自然地从口中脱出。每次哺乳,应两侧乳房交替进行,吸空一侧,再吸另一侧,这样可促进乳汁分泌增多,预防乳管阻塞及两侧乳房大小不等。哺乳期间,母亲应戴上合适的棉质乳罩,以起支托乳房和改善血液循环的作用。

27. 哺乳期乳房的清洁与按摩有哪些技巧

用干净的毛巾蘸些温开水,由乳头中心往乳晕方向成环形擦拭,两侧轮流热敷,每侧各 15 分钟,同时配合下列按摩方式。

(1)环形按摩:双手置于乳房的上、下方,以环形方向按摩整个乳房。

(2)螺旋形按摩:一手托住乳房,另一手食指和中指以螺旋形向乳头方向按摩。

(3)指压式按摩:双手张开置于乳房两侧,由乳房向乳头挤压。

二、哺乳期母体的变化

1. 产后哺乳会影响月经周期和排卵时间吗

月经周期正常的妇女,一般每月排卵1次,且排卵时间亦有规律。但在某些情况下,如月经周期不准、产后哺乳等,则排卵时间难以固定。预测排卵期可以帮助自己判断排卵的时间及规律,以掌握受孕的时间或避开排卵期而达到避孕的目的。

对月经规律的妇女来说,可以根据月经周期进行推算,一般排卵期大多在下次月经的前14天左右。如该妇女月经周期为28天,她的排卵期就应在月经周期的第14天左右;如该妇女的月经周期为40天,则她的排卵期就应在月经周期的第26天左右(即下次月经前14天左右)。根据精卵的存活时间,一般在排卵期前后共1周左右时间内易受孕,故认为此时系受孕的危险期。

测定基础体温可准确地掌握自己的排卵期。基础体温测定是指经过6~8小时睡眠后,醒来未进行任何活动(如说话、进食或起床等)所测得的口腔体温。按日期将所测得的体温记录相连成曲线,称为基础体温曲线。因为排卵后卵巢所分泌的孕激素可刺激体温中枢使体温升高,所以在有排卵者其月经周期前半期的基础体温偏低,而后半期即排卵后的基础体温则升高,一般两者温差可达 0.5℃ 左右,这样在基础体温曲线上呈上下波动的双相变化。若无排卵,则其基础体温曲线平坦无变化而呈单相型。排卵期一般在曲线上体温下降继之又上升的日子内。某些妇女或在某些月经周期中,体温可无明显下降或不下降,但只要体温开始上升,即可认为系排卵了。在排卵期体温变化不太明显的妇女可多测几个月经周期,这样就可以掌握自己排卵的规律。此外,如有感冒发热,或应用孕激素等因素,应在测定基础体温时予以排除。

2. 哺乳期尚未恢复月经就又怀孕者如何推算预产期

正常推算预产期的方法:按妊娠期共 280 天计算,预产期月份＝末次月经第一天的月份＋9 或者－3;预产期天数＝末次月经第一天的天数＋7。这样,所计算得出的时间就是预产期。孕妇以往月经常过期者,计算时要加上平均超过的日数。这一方法适用于对末次月经日期记得清楚的孕妇,如果月经不准、闰月或来月经日期记不清时,可另作计算。

哺乳期中,未恢复月经即已怀孕,或记不清末次月经的日期时,则按下述方法推算:方法一:妊娠呕吐在妊娠后第 4 周左右开始,到 12 周(即妊娠 3 个月)时消失,推算时从呕吐开始日期,往前推 42 天,作为末次月经日期,然后再按一般方法计算。方法二:按胎动日期计算,一般孕妇感到胎儿肢

二、哺乳期母体的变化

体在宫内不规则活动,约在妊娠后的20周,计算时从胎动开始日期,再往前推140天作为末次月经日期,而后再按一般方法推算出预产期。

必须说明,这些推算方法推算出来的预产期并不是绝对准确,因为月经不准、胎儿成熟时间有所不同,孕妇身体状况以及其他外界原因等,都会影响胎儿出生日期的提前和推后,所谓预产期只是大概日期。如果新生儿出生比预产期提前或推后2周内,仍算正常分娩。

3. 哺乳期妇女的内分泌系统会产生哪些变化

产后体内与维持妊娠有关的激素减少,而与维持乳汁产生与分泌有关的激素增加。分娩后,雌激素及孕激素水平急剧下降,至产后1周时已降至孕前时的水平。胎盘分泌的胎盘生乳素因半衰期短,一般于产后6小时消失,血中不再能测出;垂体分泌的催乳素因是否哺乳而异,哺乳产妇于产后下降,但仍高于非孕水平,吸吮乳汁时催乳素明显增高;未哺乳产妇则于产后2周降至非孕水平。

月经复潮及排卵时间会受到哺乳的影响。未哺乳的产妇通常在产后6~10周月经恢复,平均在产后10周左右恢复排卵。哺乳产妇的月经恢复会延迟,也有的产妇在哺乳期一直月经不来潮,平均产后4~6个月恢复排卵。产后较晚恢复月经者,首次月经来潮前多有排卵,所以哺乳产妇未见月经来潮也有受孕的可能。

4. 哺乳期如何保健

哺乳期是一个特殊的生理时期,做好哺乳期乳房的保健,对母婴二人的健康均意义重大。哺乳期母亲需特别注意以下一些问题。

(1)哺乳期母亲应保证充足的营养,以满足母婴2人的生理需要。否则,可能造成少乳、缺乳,而影响婴儿的生长发育;亦可能使体内的脂肪消耗过多,形体消瘦,日后易造成乳房萎缩。

(2)哺乳期母亲应保持良好的精神状态,心情愉快、生活规律、睡眠充足、避免因各种精神刺激及不良情绪的影响,使乳汁分泌及排泄不畅。

(3)哺乳时注意卫生保健,避免因积乳、外伤、婴儿咬破乳头等引起乳房的急性炎症;哺乳期母亲应避免接触苯、铅、汞、有机磷等有毒物质及X线、同位素等各种放射性物质,慎用或不用各种药物。

(4)哺乳过程中,应佩带柔软的棉布乳罩,因哺乳期乳房肥大,受重力的作用容易下垂,用乳罩能起到一定的固定、托起的作用,从而防止乳房发生下垂;用棉布乳罩是因为可以防止化纤织品的纤维尘粒进入乳腺导管,避免由此导致的乳汁分泌、排泄障碍。

(5)哺乳时间不要超过1年,一般以6个月到10个月为宜,避免因哺乳时间过长而引起卵巢功能抑制,造成乳腺过度萎缩退化,且性欲减低。

二、哺乳期母体的变化

(6)哺乳的女子在睡卧时要事先做好保护乳房的准备,以免发生不测。要做到:①不要俯卧。②侧身而睡时切勿使乳房受压。③睡眠当中勿穿过于瘦小的内衣。④不可让孩子含着乳头睡觉。

5. 哺乳期女性心理如何护理

在分娩后的头几天,某些乳母因分娩时疲劳尚未完全恢复,下奶少或晚,新生儿体重下降,往往会出现烦躁、紧张、焦虑的心情,疑虑自己有无产生足够奶水的能力去承担哺育婴儿的任务。护理人员应富有高度责任心和爱心,抓住乳母情感变化,多给她们鼓励和支持,并尽早地向乳母讲解早期母乳喂养的一些常见问题,消除她们的紧张心理,使母乳喂养取得成功有一良好开端。

(1)来奶需几天时间,母亲一定要耐心等待。分娩后头几天所谓"空乳房"并不意味乳房内一点奶也没有。

(2)婴儿是伴着水、葡萄糖和脂肪储存而诞生的,头几天少量初乳完全能满足婴儿需求。

(3)出生头几天婴儿体重下降是正常生理现象,只要坚持频繁吸吮,婴儿体重会很快恢复。恢复所需时间存在很大差异,足月儿平均10天,体重下降不应超过出生时体重的10%。早产儿则14~21天,体重下降不超过15%。

(4)早期频繁吸吮,有助于尽早下奶,促进母亲子宫收缩,减少出血,让婴儿吸吮到营养和免疫价值极高的初乳,促进胎粪排出。

(5)母亲紧张焦虑的心情会阻碍排乳反射,推迟来奶。母亲应愉悦,拥抱和抚摸婴儿,通过目光和肌肤接触,增进母婴情感交融,促进产奶和使婴儿情绪安定。

(6)新生儿生活往往缺乏规律性,母亲应尽量地与自己婴儿同步休息,这样,有助于消除疲劳和下奶。

(7)再次提醒母亲人工喂养的缺点。

6. 产妇情绪波动是否影响哺乳

答案是肯定的。新妈妈任何情绪,忧愁、惊喜、烦躁、悲伤等,都可能会通过其大脑皮质影响垂体的活动,从而抑制催乳素的分泌,使新妈妈出现乳汁缺乏的现象。不仅如此,还容易造成肝郁气滞,严重时产生血淤,致使奶水量少甚至奶水变色。新妈妈的情绪波动严重影响了乳汁的质和量,婴儿吃了妈妈这样的奶会很不健康,如心跳会加快,心情会烦躁不安,夜晚睡眠不良,爱哭爱闹等。所以,哺乳期间的新妈妈要尽量避免情绪的波动和过度疲劳,保持心情舒畅和足够睡眠。有意识地听听音乐、读几本好书、做些有氧运动等,调节情绪,保持对生活的满腔热情,每天开心快乐的生活。此外家人要给予更多关怀,让新妈妈保持良好的心态。

三、生活习惯及行为对哺乳的影响

1. 哺乳期内衣洗涤时应该注意什么

(1)不要使用漂白剂和洗衣粉、洗衣液等含某种化学品的洗涤剂,应用除菌消毒的香皂。洗净后冲干净并浸泡在清水中一会儿。特别是新买的内衣一定要经过此过程浸泡1小时以上。

(2)内衣应单独洗涤。

(3)在阳光下晒30分钟后转到通风处晾干,晾干后的内衣应单独存放,不与其他衣服混合。

(4)在穿着之前,最好用力抖去附着内衣上的游离纤维,以免刺激乳头,造成乳腺管阻塞。

2. 哺乳时的穿着需要注意什么

呵护乳房是非常重要的,因此哺乳期的衣服非常有讲究。如果打算母乳喂养,选择的衣服无论内衣还是外衣都要宽松、易穿,衣服前面最好有系带或者扣子。乳房本身没有肌肉,需要胸肌支撑,若支托不好很可能使乳房变大或者成为袋装乳房。如何购买合适的胸罩呢?必须清楚自己乳罩的尺寸。首先,取一个卷尺,沿着乳房下的胸廓进行测量,这就是乳罩的尺寸。接着,用卷尺沿着带着乳罩的胸部最饱满处进行测量。第二次测量结果与第一次之差就是罩杯的型号。

挑选乳罩,应该选择有以下特点的:①可调节的宽肩带。②棉织品。③罩杯下方有较宽的松紧带。④可调节大小。如果打算母乳喂养,一个好的哺乳乳罩不仅需要有以上特点,并且在哺乳时能很容易地暴露乳房。要保证哺乳时用一只手打开和关闭都很方便,因为另一只手要抱着孩子。

3. 哺乳期戴什么样的文胸好

要知道哺乳文胸哪种好就要学会如何挑选好的哺乳文胸,在挑选哺乳文胸时应注意以下几点。

(1)文胸应方便放置乳垫,因为怀孕后期至产后哺乳期,乳房都可能会溢乳,很多孕妇或妈妈会使用防溢乳垫来吸收溢出的乳汁。为了方便放置和固定防溢乳垫,许多专用孕文胸在罩杯内会装有袋口及辅助带。

(2)注意有授乳开口设计,罩杯的授乳开口设计,不但增加了文胸的附加价值,并可将穿着期间由孕期延长至哺乳期。如果婴儿饿了,准备哺乳时,可以一手抱着宝宝,另一手解开扣环,非常方便。

(3)罩杯的角度明显上扬而且有深度,应是4/4全罩杯,

三、生活习惯及行为对哺乳的影响

最好为较薄有弹性的纯棉针织面料。

(4)罩杯的底边有用纯棉织物包裹制成的钢丝托衬,起向上托起乳房的作用。

(5)胸罩的肩带方向应垂直,而且要宽一些,这样不会因丰满的乳房造成肩部酸痛。

(6)罩杯的下方底边要宽,有弹性的面料制成(棉加莱卡),在号型的选择上稍大点,这样腋下及后背部就不会形成扎肉型的凹沟。

(7)胸罩的颜色应选择本白色的,因为纯白色含有漂白剂会使皮肤产生不适,对婴儿的健康不利。

哺乳期间不仅需要哺乳文胸,而且需要吸乳器、防溢乳垫、乳头保护罩、钙片和维生素、束腹带、防妊娠纹霜、产前产后按摩膏、全身紧肤膏、乳头矫正器等。建议每位哺乳妈妈都准备一个母乳喂养必备包,让喂养工作更顺利。

4. 哺乳期可以烫发染发吗

孕期或哺乳期的妈妈不适合烫发和染发。因为烫发和染发的药液里的各种成分可能经头皮吸收后进入体内,再通过母乳对孩子造成影响。虽然影响的大小目前还没有大规模的调查结论,但是还要奉劝哺乳期母亲不要烫发和染发。

哺乳期女性的激素和既往不一样,对外界的刺激很敏感。染发烫发会使激素调节功能发生紊乱。使用的染、烫发剂中含有多种化学成分,哺乳期在染烫发后会通过乳汁传给宝宝。而且还会导致提前回奶、孩子过敏等严重的后果。

5. 哺乳期能用护肤品吗

护肤品是日常护肤最不可缺少,好的皮肤都是从护肤开始。不少女性为了护肤费尽心思,哺乳期的女性也不例外。但哺乳期有些护肤品还是不能使用的,因为护肤品经皮肤吸收后,会通过乳汁间接对宝宝产生影响。

哺乳期可以使用植物性护肤品,另外推荐以下几种方法,能起到护肤效果,而且安全又有效:①用蛋黄和面粉拌匀后涂在脸上,10分钟后洗掉,可以使肌肤细嫩。②将压缩面膜纸泡在牛奶里,完全浸透后贴在脸上,5分钟后取下,能够美白肌肤。③将柠檬汁和蛋清拌匀后涂在脸上,待干后洗干净,能够美白和去痘。④将蜂蜜和西红柿捣烂后拌匀涂在脸上,5分钟后洗干净,可以保湿和细嫩肌肤。

6. 哺乳期可以减肥吗

首先从饮食方面来说,要科学安排一日三餐,不宜摄入过多,更忌大补特补,以免营养过剩,脂肪过多堆积皮下,引起肥胖。蹄膀、脚爪汤虽可催乳,但油脂较多,不宜多喝。鲫鱼汤同样能下奶,催乳,且又清淡,不妨可多喝些。上午早餐要少而精,不吃更容易发胖,中餐要适量,细嚼慢咽。

其次从锻炼方面来说,哺乳期的妈妈们要适当的活动,多翻身、早下床、多走动。多翻身可防止子宫偏向一侧或后倾,还有利于恶露尽早排尽,一个月后可以做一些轻微的家

三、生活习惯及行为对哺乳的影响

务,几个月后可以坚持晚上锻炼。早上空气中较为污浊,在太阳没出来以前很难挥发,不适于锻炼。晚饭后锻炼主要是为了把身体中多余的热量消耗掉。吃过晚饭 30 分钟后外出活动为宜。最理想的运动方式就是快步走,并且时间要持续在 30 分钟以上,这样周身的脂肪细胞才会充分运动起来,进行有氧呼吸才能把体内脂肪氧化,所以有氧运动才能减肥,切忌剧烈运动。

最后哺乳期的妈妈们一定要切忌食用减肥药,对于哺乳期的妈妈们来说减肥药不仅伤害身体,而且也会影响宝宝营养的吸收。

7. 丰胸后会不会影响母乳喂养

对于丰胸母乳喂养这个问题,要看丰胸的方法。丰胸的方法有物理方法和化学方法两种。物理的方法比如饮食丰胸、点穴丰胸、丰胸仪器、放入假体等,这样的方法通过对自身激素的调节来达到丰胸的效果。所以,物理的丰胸方法一般不会影响母乳喂养。但是,物理的方法要实施正确,否则也会成为影响母乳喂养的主要因素。第二种丰胸的方法是化学方法,如注射激素等,都是外部激素的摄入,对于人体内激素环境的影响很大,而激素大部分都参与人体的新陈代谢,所以哺乳的婴儿也会受到影响。因此说,化学方法丰胸影响母乳喂养。

母乳含有丰富的抗原抗体,对于婴儿成长如免疫功能有很大的帮助,如能让孩子少生病,身体健壮等,好处颇多。这也是绝大多数女性选择母乳喂养的最主要的原因。

丰胸母乳喂养建议:未婚的爱美女性在丰胸前,要慎重考虑丰胸的方法,专家建议,使用物理方法。使用物理的丰胸方法要正确恰当,避免出现不良反应,而产生不必要的麻烦。丰胸前,将自己的情况全面细致地告知丰胸医生,便于医生对症下药,防止对日后哺乳产生影响。

8. 哺乳期洗澡时可以用香皂洗乳房吗

有关专家指出,香皂类的清洁物质会通过机械与化学作用洗去皮肤表面的角化层细胞,促使细胞分裂增生。

经常使用香皂擦洗乳房的坏处:如果经常去除这些角化层细胞,就会损坏皮肤表面的保护层,使表皮层细胞肿胀,这种肿胀就是由于乳房局部过分干燥及细胞脱落引起的。若过多使用香皂等清洁物质清洗可碱化乳房局部皮肤,而乳房局部皮肤要重新覆盖上保护层并要恢复其酸性环境则需要花费一定的时间。香皂在不断地使皮肤表面碱化的同时,还促进皮肤上碱性菌群增长,使得乳房局部的酸化变得困难。此外,用香皂清洗还洗去了保护乳房局部皮肤润滑的油脂。所以,哺乳期妇女经常使用香皂擦洗乳房,不仅对乳房保健无益处,相反还会因乳房局部防御能力下降,乳头容易干裂而招致细菌感染。

哺乳期妇女清洁乳房的方法:要想充分保持哺乳期乳房局部的卫生,让你的小宝宝有足够的母乳,最好还是用温开水清洗,尽量不用香皂,更不要用酒精之类的化学性刺激物

三、生活习惯及行为对哺乳的影响

质。如果迫不得已需要香皂、酒精清洗、消毒,则必须注意尽快用清水冲洗。

9. 哺乳期可以洗牙吗

哺乳期可以去洗牙,只要身体允许,没有明显不适,产后经过一周到一个月的恢复后可以随时到正规的医院去洗牙。济南市口腔医院张运奎副主任医师介绍,母乳喂养时许多药物会经由乳汁分泌,被婴儿摄取进入体内,所以在哺乳期,如果在洗牙的过程中需要使用药物,最好跟哺乳时间间隔4小时以上,减少药物在乳汁中的含量。并且一定找正规医疗机构的牙医,以免出现洁牙不成反损牙的后果。现在医院一般是采用超声波洗牙,洗牙时使用的超声洁治的工作头本身并没有任何切削功能,它是靠超声波的高频振动来击碎牙石,且医生操作时要不断移动工作头,也没有加压,只是轻轻接触牙石,对牙齿和牙龈没有任何副作用,而且能够预防一些牙周疾病的发生。

10. 哺乳期的女性能化妆吗

哺乳期女性化妆对婴幼儿是有害的。小儿的皮肤细嫩、血管丰富能经皮肤吸收多种物质,初为人母者出于喜悦的心情,每天无数次与小儿亲吻和接触,便使化妆品转移到小儿皮肤上。

即使一般化妆品中所含的性激素量较小,经长期接触,仍会在小儿体内积聚以致引起小儿性早熟或性发育异常。

有些女性在面部涂抹抗衰老的化妆品,而这些化妆品中含有大量雌激素。即使做母亲的不亲吻孩子,但施用化妆品时必须要用手涂抹,沾满了激素的手再去接触小儿,也会把激素带给他们。

据专家介绍,以煤焦油为原料合成的香料被广泛用于化妆品中,而其中的醛类产品对DNA毒性作用很大,极易导致DNA畸形、突变,从而诱发癌症。化妆品的颜料中则含有铅、铬、水银等多种重金属,部分化妆品还含有雌激素,这些化妆品经皮肤吸收,长期使用可引起子宫癌和乳腺癌。还有部分化妆品中含有强致癌物质亚硝基二乙醇胺,易诱发肝癌。

专家提示,化妆品的毒性是远期效应,短时间不易觉察,但日积月累就会诱发癌症。因此,化妆品需谨慎使用,尤其是孕妇和哺乳期女性不要使用,以防化妆品中的致癌物质和致畸物质进入体内潜入胎儿体内,或随奶汁进入小儿体内,毒害胎儿或婴幼儿健康。另外,小儿不要使用化妆品,因为小儿皮肤娇嫩,吸收力强,致癌物质和致畸物质很容易积聚体内,有可能成为日后诱发癌症的"定时炸弹"。

特别指出,口红(唇膏)是复杂的化学产品,其中多种颜料和煤焦油染料对人体有害,部分颜料则对人体有直接的致癌作用。

11. 哺乳期夫妻生活应该如何安排

分娩之后,大多数妈妈经过6~8周的调理,产道和外生殖器的损伤已完全康复,有的卵巢开始排卵,月经也慢慢恢复正常,性欲逐渐增强,可以过正常的性生活了。但是,由于

三、生活习惯及行为对哺乳的影响

妈妈身边多了一个宝宝,以及担心再次怀孕,性生活不再像新婚时那样浪漫了。所以何时开始性生活还要取决于新妈妈和新爸爸。如果产妇因阴道干燥而疼痛,或因有过伤口缝合而不舒服,阴道润滑剂可以提供帮助。特别是当产妇使用屏障避孕法时,建议用水溶性的阴道润滑剂,因为它们不会破坏避孕套和避孕膜。因此,只要用心营造,哺乳期的性生活仍然会浪漫如初。

但是在哺乳期,妈妈的乳房肩负着哺育宝宝的重任,在性生活中,该怎样对待乳房呢?有些宝宝对爸爸在妈妈乳头上留下的味道很敏感,会为此拒绝吃奶而将妈妈置于尴尬的境地。一旦出现这种情况,也不必惊慌,可暂时用吸奶器吸出乳汁,放在奶瓶中喂宝宝,并注意乳房的清洁,几天以后宝宝又会重新接受妈妈的乳头。此外,爸爸口腔中存在着许多致病菌,而哺乳状态下乳腺管开口,且该处营养物质丰富易于细菌滋生,极易引起急性乳腺炎,因此请爸爸千万不要吮吸妈妈的乳头。

12. 乳母运动后可立即喂奶吗

中等强度以上的运动体内会产生乳酸,乳酸潴留于血液中会使乳汁变味。因此,乳母只宜从事一些温和的运动,运动结束后先休息一会儿再喂奶。

13. 躺着喂奶对宝宝好吗

产妇躺着喂奶,易导致宝宝吐奶。正确的做法是取坐位或中坐位,将一只脚踩在小凳上,抱好宝宝,另一只手以拇指和食指轻轻夹着乳头喂哺。

14. 哺乳期补牙会对自身和宝宝产生不好的影响吗

补牙是指当牙齿有龋洞、楔状缺损等硬组织疾病或因外伤等造成牙体组织缺损时,用银汞合金、树脂等牙科材料来恢复牙齿硬组织结构和咀嚼功能的治疗过程。

哺乳期能否补牙还应视情况而定。如果是单纯的修补龋洞,那么是以局部治疗为主要手段的,口腔的充填材料对人体是无害的。所以补牙是可以的。而且牙病与其他疾病一样,越早期治疗效果越好,否则错过最佳治疗时机会给日后治疗带来困难。如果牙神经根已经出现问题。那么需要进行根管治疗,在根管治疗过程中可能会需要用麻药止痛。在口腔科里常用的麻药是利多卡因,该药在说明书里强调:药物成分容易透过胎盘,且与胎儿蛋白结合高于成人,所以孕妇及哺乳期妇女一定要慎用。因此,还是建议哺乳期妇女在断奶后再进行根管治疗。

15. 上班族的妈妈们母乳喂养的注意事项有哪些

许多妈妈在宝宝4个月或6个月以后,产假期满就得回单位上班。这时妈妈就不便按时给宝宝哺乳了,需要进行混合喂养。而此时宝宝正需要添加辅食,如果喂养不当,很容易引起营养不良。同时,这个时期宝宝体内从母体中带来

三、生活习惯及行为对哺乳的影响

的一些免疫物质正在不断消耗、减少,若过早中断母乳喂养会导致抵抗力下降、消化功能紊乱,影响宝宝的生长发育。

这个时候的喂养方法,一般是在两次母乳之间加喂一次牛奶或其他代乳品。最好的办法是,如果条件允许,妈妈在上班时仍按哺乳时间将乳汁挤出,或用吸奶器将乳汁吸空,以保证下次乳汁能充分分泌。吸出的乳汁在可能的情况下,用消毒过的清洁奶瓶放置在冰箱里或阴凉处存放起来,回家后用温水煮热后仍可喂哺。

每天至少应泌乳3次(包括喂奶和挤奶),因为如果一天只喂奶1~2次,乳房受不到充分的刺激,母乳分泌量就会越来越少,不利于延长母乳喂养的时间。总之,要尽量减少牛奶或其他代乳品的喂养次数,尽最大努力坚持母乳喂养。

用品准备:吸奶器、奶瓶、集乳袋或集乳杯、冰块、保温桶。在将上班的前几天,妈妈应根据上班后的作息时间、调整、安排好孩子的哺乳时间。不足6个月的孩子只吃乳品,妈妈可在上班前和下班后用母乳喂哺。如果妈妈能在午间休息时间回家喂更佳。在上班之前1~2周由家人给孩子试着喂奶瓶,开始的次数少些,每周1~2次,让他慢慢适应用奶瓶喝奶。4个月以上的婴儿需要添加辅食了,要合理安排喂奶和吸奶时间,应尽量地把喂辅食的时间安排在妈妈上班的时间。妈妈在上班出门前给孩子喂一次奶或将奶吸出来储存在冰箱里,在宝宝饿时,由家人或保姆喂。注意,不要在妈妈回家前30分钟喂储存母乳或奶粉。

上班前一周可用手或用吸奶器将乳汁挤至消毒过的奶瓶内再倒入集乳袋并冷藏(4℃保存期48小时)或冷冻(一

4℃保存期限7天)于冰箱内。乳汁较多的妈妈上班时可携带奶瓶,在工作休息时间及午餐时在隐秘场所挤乳,但不要在洗手间吸奶,那样既不方便又不卫生。收集母乳后应放在保温杯中保存,里面用保鲜袋放上冰块。

如果工作单位有冰箱,可暂时保存在冷藏或冷冻室中。妈妈吸奶的时间尽量固定,建议在工作时间每3个小时吸奶一次,每天可在同一时间吸奶,这样到了特定的时间就会来奶。下班后运送母乳的过程中,仍需以冰块覆盖,以保持低温回家后立即放入冰箱储存。所有储存的母乳要注明吸出的时间,每次便于取用。

喂食前冷冻母乳先以冷水退冰,再以不超过50℃的热水隔水温热(冷藏的母乳也需以不超过50℃的热水隔水加热)。不要用微波炉,因为微波炉加热不均匀,可能会烫着宝宝。母乳直接在火上加热、煮沸会破坏其营养成分。因此最好的办法是用奶瓶隔水慢慢加入温水。将奶瓶摇匀后,用手腕内侧测试温度,合适的奶温应和体温相当。但冷冻后退冰的母乳不可再冷冻,只可冷藏;冷藏的母乳一旦加温后即使未喂食也不可再冷藏,需丢弃。

上班后由于工作的压力以及婴儿吸吮母乳次数的减少,有的妈妈乳汁分泌会减少,所以应想办法保持充足的乳汁分泌。工间挤出乳汁有利于乳汁的持续分泌,多食汤水及催乳食物,保持愉快的心情都可帮助乳汁分泌。

母乳之珍贵无可取代,当妈妈们因上班或外出时,也要保证婴儿有足够的母乳哺喂,因此需知道如何储存母乳供给婴儿食用,并确认家人或保姆知道怎样处理您预先为婴儿留

三、生活习惯及行为对哺乳的影响

下来的母乳。

(1)储存挤下来的母乳要用干净的容器,如消毒过的塑胶筒、奶瓶、塑胶奶袋。

(2)储存母乳时,每次都要另用一个容器。冷藏奶是要与冷冻室的奶水加在一起时,切记新加的要比原来已冷冻的奶水少,否则已冷冻的会被新加入的奶解冻。

(3)给装母乳的容器留点空隙,不要装得太满或把盖子盖得很紧,以防冷冻结冰而胀破。当您用塑胶袋时最好套两层以免破裂。挤出空气,并留有空隙(不要装满)然后扎紧口直立,放在圆筒形的容器内,冷冻结冰时起立成型(如欲长期存放母乳最好不要用塑胶袋装)。

(4)母乳分成60～120毫升冰放,这样方便家人或保姆根据婴儿的食量喂食且不浪费,并在每一份母乳上贴上标签并记上日期。

16. 哺乳期来了月经是不是要停止母乳喂养

哺乳期月经的恢复是一个自然的生理现象,恢复的时间有早有晚,早的可在满月后即来月经,晚的要到婴儿1岁后才恢复。但不论月经在什么时候复潮,都不能成为新生儿断奶的理由。哺乳时期长、新生儿吸吮乳头的次数多、吸吮力强或对乳头的刺激大,都有利于母亲血浆内催乳激素水平的增高,能起到抑制月经恢复的作用。如果较早停止母乳喂养,母亲血浆内催乳激素的水平降低,抑制月经的作用减退,月经很快就会恢复。月经来潮时,一般乳量会减少,乳汁中所含蛋白质及脂肪的质量也稍有变化,即蛋白质的含量偏高一些,脂肪的含量偏低一些。这种乳汁有时可能引起新生儿消化不良的症状,但这只是暂时的现象,待经期过后,就会恢复正常。

17. 哺乳期未来月经为什么会怀孕

有不少人认为妇女在哺乳期不会来月经,从理论上讲,不来月经说明卵巢没有正常排卵,没有排卵也就不会怀孕。产后,由于脑垂体前叶分泌的泌乳激素增加,产妇的乳汁明显增多。卵巢因受到泌乳激素的影响,在这一段时间内停止排卵,因此不会来月经。但是经过一段时间后,部分产妇的卵巢在哺乳期亦可慢慢恢复排卵功能。不过,分娩后卵巢到底何时开始第一次排卵,这是难以预测的,这个时间少则3个月,多则1年左右。如果卵巢已开始了分娩后的首次排卵,但夫妻双方不知道而碰巧在排卵期同房,就有可能怀孕,如果怀孕,则以后月经就不来了。这就是分娩后一直未来月经却怀孕的原因。

四、提高母乳质和量的举措

1. 产妇吃什么能维持足够的奶量

(1)豆腐酒酿汤:具有养血活血、催乳发奶、清热解毒的作用,产后常食,既能增加乳汁分泌,又能促进子宫恢复,有利于产后恶露的排出。

(2)猪骨催乳汤:猪骨具有补气、补血、生乳的作用,特别是加上通草后催乳作用更强。

(3)丝瓜子仁鲢鱼汤:丝瓜子仁有催乳作用,鲢鱼有补虚、理气、通乳之功效,对血虚引起的缺乳有不错的效果。

(4)鲫鱼炖蛋:鲫鱼与滋阴润燥、养血息风的鸡蛋共制成菜,具有生精养血、补益脏腑、下乳催奶作用。产后食用,既可增强乳汁分泌,又能促进母体恢复,一举两得。

(5)虾仁馄饨汤:虾仁性温味咸,富含蛋白质、脂肪及各种维生素,对产后血虚、乳汁缺乏很有帮助。

(6)花生大米粥:花生仁性平味甘,可以醒脾益气、润肠通便,具有催乳、止血及补血的功效。

2. 造成母乳少的原因和解决办法有哪些

(1)奶水少的常见原因可能是：①没有早期开奶。产妇在分娩后 30 分钟就可以给婴儿喂奶,以刺激奶汁分泌,也使分泌的乳汁及时的排出,这样可以刺激脑垂体来调节乳汁反复的分泌。如果产后奶胀时没有让婴儿及时的吸吮乳汁,乳汁的分泌就会减少,是因为脑垂体的调节功能受到抑制,奶水就会分泌减少。如果由于乳汁淤积造成乳腺炎,也会刺激脑垂体导致乳汁分泌减少。②喂哺刺激减少,很多的白领妈妈由于工作的原因,早出晚归,婴儿的吸吮次数不够,减少了哺乳刺激,乳汁的分泌也会相应的减少。③乳罩中的毛细纤维进入乳腺组织,导致乳腺导管阻塞而减少了乳汁的分泌,由于乳头在乳罩的压迫下,致使乳头和乳罩的摩擦加剧,乳罩上的纤维便会逐渐进入乳管内,从而使乳管堵塞,造成一些新妈妈少奶或无奶。④情绪的影响,忧郁、紧张、烦躁等不良情绪,会影响乳母脑垂体的功能,抑制催乳素的分泌,从而造成了乳汁的分泌减少。⑤饮食结构的不合理,由于现代女性追求苗条的身姿,很多新妈妈害怕产后体型会发胖,减少了蛋白质和脂肪的摄入,这些营养物质如果摄入不足也会减少乳汁的分泌。⑥产后滥用避孕药,因害怕再次怀孕而滥用避孕药,影响了脑垂体的促泌乳功能而导致了乳汁减少。

(2)矫正母乳不足的方法：①乳头矫正法,以左手或右手的食指及拇指放在乳晕两旁,先往下压,再向两旁推开;或是以乳头为中心点,采取左右、上下对称的方式按摩,这种方

四、提高母乳质和量的举措

法会使乳头较易突出。勤于喂奶,让宝宝多吸吮妈妈的乳头。宝宝只要饿了就喂,喂得越多,奶水分泌得就越多,也可以使用吸奶器进行保存母乳。②补充水分,均衡饮食。产后妈妈不能急于减肥。产妇要注意营养的摄取。基本上要做到均衡饮食。喂奶时每天大约要消耗 2 100~4 200 焦耳的热能;妈妈所摄取的食物种类,也会直接影响到乳汁的分泌与质量。因此,均衡摄取各种食物是很重要的,其中包括糖类、脂肪、蛋白质、维生素、矿物质等 5 大营养元素。哺乳妈妈要特别注意钙质与铁质的吸收,这方面可从奶类或豆制品中摄取。民间有食用猪蹄、香油鸡、鲫鱼汤等,也都是下奶之物。哺乳妈妈对水分的补充也应相当重视。由于妈妈常会感到口渴,可在喂奶时补充水分,或是多喝鲜鱼汤、鸡汤、鲜奶及开水等汤汁饮品。水分补充适度即可,这样乳汁的供给才会既充足又富营养。③要有足够的休息。有些妈妈会因产后激素的大量改变而引起产后忧郁症,如果再加上喂母乳的疲倦及压力,会使奶水量减少。因此哺乳妈妈要多休息,保持心情愉快,才能产出多多的奶水。

3. 经常使用吸奶器喂奶是否合适

在妈妈胀奶的时候,宝宝如果吸吮力不够,就用吸奶器吸出来,这种情况下可以使乳腺管通畅。建议大家使用手动吸奶器,虽然会用较多力气,但是比起电动的,更加适合母亲个体的身体特点。

如果是为了图省事儿而选择吸奶器的妈妈们,建议最好不要用。因为乳窦是储藏奶水的地方,奶水分前奶和后奶,而一般用吸奶器吸出来的奶水都是前奶,也就是说只含蛋白质等营养,脂肪含量是相当少的。而后奶则相反。宝宝要吃饱的话,从一定程度上来讲,是需要吮吸到后奶的。还有一个问题就是用吸奶器吸出来的奶,还是需要用奶瓶让宝宝吮吸。这样一来,一个是有污染的可能,一个是不利于奶水的分泌,毕竟这个并不能完全把奶水吸干净。用吸奶器对宝宝来说,不是最好的选择。

4. 如何解决母乳稀的问题

一般在宝宝满月后,有不少哺乳妈妈的乳汁的颜色会显得比较白而且看上去较稀也较淡,因此很多妈妈就开始担心了,其实只要知道母乳变稀的原因就不会那么担心了。母乳变稀主要是因为成熟的母乳蛋白质和脂肪的颗粒较小,而不是因为营养不好,而且成熟的母乳有前乳和后乳之分,营养成分也有所不同:前乳也就是在每次哺乳时开始的 2～3 分钟出来的乳汁。它的含水量大,可以为宝贝提供丰富的水分、蛋白质、乳糖、维生素和无机盐,还含有能抗癌的免疫球蛋白。后乳含有较多的脂肪,看起来颜色比前奶白。在母乳喂养中,它可以为宝贝提供大量的热能,有助于各方面的成长。像前乳较稀的话,妈妈们可以适当给宝宝喂水,而后乳就是宝宝的营养主食了。

虽然说母乳稀对宝宝的健康成长影响不大,不过各位哺乳妈妈的乳汁营养素含量都不是相同的。要保证母乳不稀

四、提高母乳质和量的举措

而且营养的话,百洋健康药房网提醒哺乳妈妈们需要做到以下几点。解决母乳稀的措施:①哺乳期的膳食调配应参考我国营养学会的建议推荐供给量,增加各种营养素的供给量,尤其是优质蛋白质、钙、锌、铁、碘和B族维生素,并要注意各营养素之间的合适比例,如蛋白质、脂肪、糖类的供热比应分别为13%~15%、27%、58%~60%。②加强宝宝的吮吸。宝宝吃奶后,妈妈血液中的催乳素会成倍增长。这是因为宝宝吮吸乳头,可促进妈妈脑下垂体分泌催乳激素,从而增加乳汁的分泌。③保持乳母良好的情绪。分娩后的妈妈,在生理因素及环境因素的作用下,情绪波动较大,常常会出现情绪低迷的状态,这会制约母乳分泌。乳母在情绪低落的情况下,乳汁分泌会急剧减少。因此,你有义务为太太创造良好的生活环境,并随时关注其心理健康。

5. 保持乳汁充足的方法有哪些

母乳是婴儿最理想的食物,它不仅含有婴儿生长发育所必需的全部营养成分,而且其成分及比例还会随着婴儿月龄的增长而有所变化,即与婴儿的成长同步变化,以适应婴儿不同时期的需要。母乳中所含丰富的免疫物质又能保持婴儿免受各种病邪的侵袭,增强婴儿抗病能力。再加上哺乳时母婴间皮肤的频繁接触、感情的交流、母亲的爱抚与照顾都有益于孩子的心理健康。因此,越来越多的年轻父母都决意回归自然,采用母乳来喂养自己的婴儿。然而她们又存在着种种担忧,如怕乳汁不够婴儿的需要,或者感到乳汁分泌似乎在日益减少,对是否能坚持 4～6 个月母乳喂养更是缺乏信心。

首先我们应该了解,产后泌乳除了是因为胎盘娩出而去除了抑制因子这一因素外,最关键的一点在于母亲乳头受到婴儿吸吮动作的刺激。婴儿吸吮乳头后产生的感觉冲动传入下丘脑,再分别刺激垂体前、后叶,使泌乳素和催产素的合成和释放增加,共同作用于乳房,使乳汁大量分泌和喷射。泌乳素主要促使乳汁的分泌,催产素(除了促进子宫收缩外)则促使乳汁的喷射(下奶)。由于婴儿频繁吸吮,乳汁分泌也不断产生,不断增多,完全能满足婴儿的需要。所以,要使母亲始终保持有充沛的乳汁,必须注意以下几点:

(1)早接触、早吸吮:在孩子出生后的 30 分钟内,当脐带一断,擦干净婴儿身上的血迹后马上让孩子裸体趴在母亲胸前(背部要覆盖干毛巾以防受寒),然后在助产士的帮助下让孩子吸吮母亲的乳头。这样的接触最好能持续 30 分钟以上。为什么要这么早而且还要持续一定的时间呢?因为新生儿在出生后 20～50 分钟时正处于兴奋期,他们的吸吮反射最为强烈,过后可能因疲劳而会较长时间地处于昏昏欲睡的状态中,吸吮力也没有出生时那么强了,因此要抓住这一大好时机,让孩子尽早地接触母亲,尽早地吸吮乳汁,这样会给孩子留下一个很强的记忆,过 1～2 小时再让他吸吮时,他即能很好地进行吸吮,未经早吸吮的孩子往往要费很大力气才能教会他如何正确进行吸吮。由于尽早地让婴儿吸吮了乳头,可使母亲体内产生更多的泌乳素和催产素,而母婴间持续频繁的接触,使这些反射不断强化,从而达到了理想的

四、提高母乳质和量的举措

程度。这样母亲的乳汁在婴儿出生后马上就开始分泌了(而没有经过早吸吮的母亲,大约在2天左右才开始泌乳)。当母亲看到孩子学会了吸吮,乳汁正源源不断地流入孩子的口中,心中无比欢欣,对进行母乳喂养一定会满怀信心。

(2)母婴同室,按需哺乳:分娩后应让孩子一直睡在母亲的身旁或身边的小床上,始终不要分离,因为这样才便于按需哺乳。所谓按需哺乳就是孩子饿了随时让他吃,不要硬性规定时间。母亲感觉乳房胀满或孩子睡眠时间超过3小时,就要把孩子叫醒予以喂奶。为什么要这样做呢?因为产后一周是逐步完善泌乳生理的关键时刻。泌乳要靠频繁吸吮来维持,因为乳汁越吸才能越多。此外,对新生儿来说,最初一周内要适应与在子宫内完全不同的宫外生活,非常需要一种安慰,而吸吮乳头则是他们所渴求的最好安慰之一。正因为婴儿的不断吸吮,才使母亲泌乳功能的不断完善,而乳汁大量分泌,这既满足了孩子生理上的需要,也满足了心理上的需要。婴儿睡在母亲身旁,当母亲看到她的孩子各种可爱的表情,听到孩子的哭声,便能促使喷乳反射的产生;孩子由于经常看到母亲微笑的面容,闻到奶香的气息,听到熟悉的声音,得到深情的爱抚,则不但能增进食欲,还有利于神经系统的发育。

6. 为促使乳汁分泌应注意哪些细节

为了促使乳汁分泌,还必须注意以下三点:
(1)掌握喂哺技巧:乳汁分泌的多少与喂哺的技巧也有

着一定关系。无论是躺着喂、坐着喂,母亲全身肌肉都要放松,体位要舒适,这样才有利于乳汁排出。孩子的胸腹部要紧贴母亲的胸腹部,下颏紧贴母亲的乳房。母亲将拇指和四指分别放在乳房的上、下方,托起整个乳房(成锥形)。先将乳头触及婴儿的口唇,在婴儿口张大,舌向外伸展的一瞬间将婴儿进一步贴近母亲的乳房,使其能张大嘴把乳头及乳晕的大部分吸入口内,这样婴儿在吸吮时既能充分挤压乳晕下的乳窦(乳窦是储存乳汁的地方)使乳汁排出,又能有效地刺激乳头上的感觉神经末梢,促进泌乳和喷乳反射,只有这种正确的吸吮动作才能起到使乳汁越吸越多的目的。如果含接姿势不正确,婴儿单单含住母亲的乳头,则不能将乳汁挤出来,婴儿因吸不到乳汁,就拼命加压于乳头,往往可造成乳头破裂、出血,喂奶时母亲会感到刺激性疼痛,因为疼痛会减少哺乳次数,缩短哺乳时间,这样乳汁分泌就更趋于减少。

(2)不用奶瓶,不喂糖水和牛奶:在喂哺新生儿时有时会出现一种异常现象,孩子虽然很饿,但是不愿吸吮母亲的乳头,刚吸一两口就大哭不停,细问根由,原来这些孩子往往都使用过橡皮奶头。这种现象医学上称之为"奶头错觉"。因为用奶瓶喂养与母亲哺乳时婴儿口腔内的运动情况是不同的,用奶瓶喂养时橡皮奶头较长,塞满了整个口腔,婴儿只需用上、下唇轻轻挤压橡皮奶头,不必动舌头,液体就会通过开口较大的橡皮奶头流入口内。而吸吮母亲乳头时婴儿必须先伸出舌头,卷住乳头拉入自己的口腔内,使乳头和乳晕的大部分形成一个长乳头,然后用舌将长乳头顶向硬腭,用这种方法来挤压出积聚在乳晕下乳窦中的奶汁。相比之下,橡

四、提高母乳质和量的举措

皮奶头和人的乳头无论在形状、质地及吸吮过程中口腔内的动作都截然不同。吸吮橡皮奶头省力,容易得到乳汁;而乳房必须靠有力的吸吮刺激才能促进泌乳和喷乳(下奶),如果婴儿拒绝吸吮母亲的乳头,这样就严重地影响了母乳喂养的顺利进行。所以,你得千万注意,不要用奶瓶及橡皮奶头进行喂养。凡是正常的新生儿出生时体内已储备了一定的水分和热量,而且婴儿初生时胃容量很小,初乳虽然量不是很多,但只要婴儿频繁地吸吮还是完全能满足婴儿需要的。可是有些母亲或家属担心初乳量太少会饿坏婴儿,就用奶瓶给孩子喂糖水或牛奶,他们不知这种做法恰恰会妨碍日后母乳喂养的顺利进行。因为第一会产生上述的奶头错觉,婴儿拒绝吃母乳,第二婴儿被喂饱糖水或牛奶后失去了渴求吸吮母乳的欲望;乳头由于得不到频繁的吸吮刺激,乳汁分泌就会减慢、减少,到头来,就会人为地造成乳汁不足的现象。

(3)早期乳房排空:在每次充分哺乳后母亲应挤净乳房内的余奶。手工挤奶的方法为:在离乳头二横指(约3厘米)处挤压乳晕,并沿着乳头(从各个方向)依次挤净所有的乳窦,以排空乳房内的余奶,在产后最初几天起就要做此项工作。实践证明,这样做能促进乳汁分泌增多。因为每次哺乳后进行乳房排空能使乳腺导管始终保持通畅,乳汁的分泌排出就不会受阻。乳汁排空后乳房内张力降低,乳房局部血液供应好,也避免了乳导管内过高的压力对乳腺细胞和肌细胞的损伤,从而有利于泌乳和喷乳。再说,乳房是个非常精细的供需器官,婴儿吸吮次数越多,即需要多,乳汁分泌也就越多,排空乳房的动作类似于婴儿的吸吮刺激,可促使乳汁的分泌。有些婴儿可能在出生的最初几天吸吮无力或吸吮次数不足,因此在吸吮后排空乳房就显得更有必要。这额外的刺激能通过泌乳反射使下次乳汁分泌增多,这样才能满足婴儿日益增长的需要。

另外,每次哺乳后仍能挤出多量的乳汁也是对母亲的一种最好的精神安慰,可以显示自己的奶量是富富有余的,不必再因担心自己乳汁不足,而去添加牛奶等辅助食品,从而专心致志地进行纯母乳喂养。这样就可以形成一个良性循环。母亲不但有充分信心,而且也有足够的乳汁来喂养好自己的宝宝,从而顺利地应用纯母乳喂养,直至婴儿出生后的4~6个月。

7. 哺乳时怎么知道宝宝是否得到足够的奶水

新妈妈会担心自己没有足够的乳汁喂养宝宝,也想知道宝宝是否得到了足够的奶水。事实上,您奶水的多少是由婴儿吸吮的情形而决定的,当婴儿吸吮妈妈的乳头时,会刺激妈妈体内的泌乳激素及催产素,由脑下垂体分泌。婴儿越吸就越有荷尔蒙、蛋白质的产生,假如您的婴儿需要吃的奶超过您产生的奶水,那么他会吃的频繁些,努力的吸吮产生更多的奶水。催产素在乳房内引起收缩使挤出奶水供给婴儿,这称"喷乳"反射,这也是妈妈们所以在刚开始喂奶后会觉得乳房内紧紧麻麻的原因。母乳制造是一个最好的供需原理。在刚开始,您的身体不知道婴儿需多少奶水,在哺乳一段时间以后,您的身体便可以作适当的调整来配

四、提高母乳质和量的举措

合婴儿所需。我们还可以从以下几点来判断婴儿是否得到了足够的奶水：①正常时，每天换 6～8 次很湿的尿片以及排大便 2～5 次。待 6～8 周以后，排大便次数会渐减，可能 1 天 1 次或 3～4 天才一次，仍可从湿尿片来观察他是否得到足够的奶水。②体重每星期平均增加 100～200 克或 1 个月 453 克，但不一定每星期都一样，会有时多、有时少，这都是正常的。③婴儿第一次检查身体时切记，大部分的婴儿在刚出生后体重都会减轻。而体重增加的计算应由婴儿体重的最低点算起而不是出生时的体重，有些婴儿过了 3～4 星期才增加至出生时的体重。④需在 24 小时内喂 8～12 次或者每 2～3 小时喂一次。这是平均情况，但有些婴儿吃的次数多，有些少。吃的次数少不见得是不正常，除非他的体重增加情形不良好。⑤看起来肤色很健康、皮肤很有弹性，长胖了、长高了而且机警有活力，肌肉有弹性。

8. 哺乳期妈妈吃什么钙宝宝易吸收

易吸收的钙还是通过食物来补是最好的，比如：蛋奶类，鱼汤，骨头汤，海带，豆制品类等。在炖骨头汤和鱼汤的时候滴几滴醋可以溶解骨头和鱼的钙质，使人体更容易吸收，炖汤的时候不要先放盐。另外，母乳里的许多营养都比牛奶好，不过含维生素 D 很少，应该说相对于孩子需要的量差得很多，补再多的钙也要宝宝吸收才行，最有效而且最便宜的方法就是要经常领孩子出门去晒太阳。

9. 宝宝吃奶的时候为什么不能逗着玩

宝宝吃奶时若因逗引而发笑,可使喉部的声门打开,吸入的奶汁可能误入气管,轻者呛奶,重者可诱发吸入性肺炎。

10. 婴儿喂养中会有哪些糊涂做法

父母都想把宝贝喂得聪明又结实,但有时却不一定知道自己做得不恰当,结果是事与愿违。以下18种做法,就是父母经常发生的糊涂之举:

糊涂之举1:吃鸡蛋多多益善。有家长以为,鸡蛋富有宝贝生长发育最需要的高蛋白,所以给宝贝吃再多鸡蛋都不怕。

明智之举:以6个月前的宝宝为例,他们的消化系统还未发育成熟,鸡蛋中的白蛋白经过肠壁直接进入到血液中,刺激体内产生抗体,引发湿疹、过敏性肠炎、喘息性支气管炎等不良反应。

另外,过多吃鸡蛋会增加消化道负担,使体内蛋白质含量过高,引起血氨升高,同时加重肾负担,容易引起蛋白质中毒综合征,发生腹部胀闷、四肢无力等不适。营养专家认为,1岁至1岁半的宝贝最好只吃蛋黄,每天不能超过1个;1岁半至2岁的宝宝隔日吃1个整鸡蛋,待2岁以后才可每天吃1个整鸡蛋。

糊涂之举2:多吃鱼松营养好。也有家长认为,鱼松营

四、提高母乳质和量的举措

养丰富,口味又很适合宝贝,应该多给宝贝吃。

明智之举:研究表明,鱼松中的氟化物含量非常高。宝贝如果每天吃10~20克鱼松,就会从鱼松中吸收氟化物8~16毫克。加之从饮水和其他食物中摄入的氟化物,每天摄入量可能达到20毫克左右。然而,人体每天摄入氟的安全值只有3.0~4.5毫克。如果超过了这个安全范围,氟化物就会在体内蓄积,时间一久可能会导致氟中毒,严重影响牙齿和骨骼的生长发育。平时可把鱼松作为一种调味品给宝贝吃一些,但不要作为一种营养品长期大量给宝宝食用。

糊涂之举3:多吃肝脏补维生素A。有父母觉得,动物肝很有营养,又含有很多维生素A,给宝贝吃得越多越好。

明智之举:研究表明,肝脏具有通透性高的特点,血液中的大部分有毒物质都会进入到肝脏,因此动物肝中的有毒物质含量要比肌肉中多出好几倍。除此之外,动物肝中还含有特殊的结合蛋白质,与毒物的亲和力较高,能够把血液中已与蛋白质结合的毒物夺过来,使它们长期储存在肝细胞里,对健康有很大影响。其实,动物肝只吃上很少的量,就可获得大量的维生素A并储存于肝脏。一般来讲,未满1岁的宝贝每天需要1300国际单位的维生素A,1~5岁每天需要1500国际单位,相当于每天吃动物肝12~15克。

糊涂之举4:鸡汤比鸡肉有营养。更有父母认为,给宝贝吃鸡时,要多喝汤少吃肉,鸡汤的营养比鸡肉好。

明智之举:营养学家指出,这种说法是没有科学道理的。鸡汤虽然味道十分鲜美,但鸡汤中所含的蛋白质仅是鸡肉的

10%,脂肪和矿物质的含量也不多。但是,鸡汤中的营养虽然比不上鸡肉,可汤能刺激胃液分泌,增加食欲,帮助消化。因此,最适宜的做法是汤和鸡肉一起吃。

糊涂之举5:维生素和矿物质摄入越多越好。有父母认为,给宝贝补充维生素和矿物质越多越好,比如多补充维生素A、维生素D。

明智之举:虽然维生素和矿物质对婴幼儿十分重要,然而也不能给宝宝过量地摄入或滥用,否则会对宝宝身体产生不利影响,造成的危害比如会有维生素A、维生素D中毒等。维生素C对人体有许多益处,但长期大量服用,血浆中维生素C的浓度一直处于饱和状态,幼儿容易产生草酸盐尿。现在市场上有许多专为儿童配制的口服营养补剂,含有大量的维生素、脂肪、蛋白质及糖类,具有较高的营养价值,但也不能长期多量服用,否则会造成消化不良,发生腹胀、腹泻等症状,反而阻碍了婴幼儿的生长发育。

糊涂之举6:母乳不如奶粉有营养。有父母觉得,母乳看上去稀稀的,没有奶粉冲出来的牛奶那样浓,所以放弃母乳喂养,以牛奶替代母乳。

明智之举:母乳喂养对宝宝有很多好处,母乳中含有抵抗多种疾病的抗体,实践证明用母乳喂养的宝宝生病少;母乳与牛奶相比,所含营养较全面、充分,母乳喂养的宝宝较健康;母乳对于宝宝来说更容易消化吸收,且吸收率最高。对妈妈来说,母乳喂养更方便、更省钱,不用消毒,且温度适宜;母乳喂养的妈妈身体恢复较快,并不易患乳腺疾病。

糊涂之举7:初生儿吸奶嘴比吸乳头好。有父母觉得,

四、提高母乳质和量的举措

在宝宝未习惯吮吸母乳前用奶嘴喂宝宝比较好。

明智之举：用奶嘴吃奶，比吮吸母乳省力。但是如果宝宝习惯了奶嘴，就会拒绝吸妈妈的乳头，妈妈的母乳量就会减少。因此，在宝宝未习惯吮吸母乳前，不要随意用奶嘴喂宝宝，更不该使用安慰奶嘴。

糊涂之举8：鲜奶比配方奶粉好。有父母认为，用鲜奶代替配方奶粉喂养2岁以内的宝宝。

明智之举：对宝宝来说，除母乳外的其他乳汁，如牛乳、羊乳都有不可避免的缺陷，如牛乳蛋白质中的酪蛋白太高，不利于宝宝消化；牛乳中蛋白质、钙、钠、钾等的高含量与宝宝未成熟的肾脏能力不相适应。因此，2岁以内的宝宝最好选用配方奶粉，尽量不用鲜奶。

糊涂之举9：辅食添加比母乳喂养更重要。有父母认为，从宝宝4个月开始，辅食添加对宝宝的发育来说更重要，此时的母乳已经没有什么营养了！

明智之举：在宝宝4～6个月内，一直给其喝流质食品。4～6个月后，宝宝需要补充一些非乳类的食物，包括果汁、菜汁等液体食物，米粉、果泥、菜泥等泥糊状食物以及软饭、烂面、小块水果、蔬菜等固体食物。此时补充食物与母乳喂养同样重要。添加可掌握以下原则：逐渐由1种食物添加到多种，不能在1～2天内加2～3种，以免宝宝消化不良或对食物过敏；添加过程中，如果出现消化不良或过敏症状，应停止喂这种食物，待恢复正常后，再从少量重新开始。如果仍出现过敏，应暂不使用并向医护人员咨询；宝宝患病或天气炎热时，应暂缓添加新品种，以免引起消化不良。

糊涂之举10：宝宝肚子痛是因为食物不易消化。有父母认为，宝宝腹痛是因为进食的食物引起消化不良。

明智之举：婴儿腹痛，也称为婴儿肠绞痛，常见于3个月内的宝宝，多发生在夜里，表现为婴儿突然大声哭闹，烦闷不安，两腿屈曲，喂奶或抱起仍啼哭不止。常见的原因有：奶嘴的孔过小或过大，或者奶嘴未充满乳汁，宝宝吸奶时就会吞入大量空气，气泡在宝宝肠里移动会引起腹痛；吃得过饱，胃胀不适，易引起腹痛；宝宝剧烈哭闹时，也会吸入空气，引起腹痛。

糊涂之举11：吃牛初乳和蛋白粉能提高宝宝的免疫力。有父母认为，吃牛初乳和蛋白粉能提高宝宝的免疫力，宝宝就不容易得病。

明智之举：给宝宝多吃牛初乳和蛋白粉能否提高婴幼儿免疫力尚无定论，不能用它替代母乳喂养宝宝。蛋白粉的蛋白质纯度太高，食用时容易加重肝肾负担，父母不应该给宝宝吃蛋白粉，更不能用它代替乳品。

糊涂之举12：豆制品是蔬菜。有父母认为，让宝宝多吃蔬菜好，豆制品就是蔬菜。

明智之举：实际上，豆制品可看作荤菜，里面的主要成分是植物蛋白，而并没有蔬菜所富含的维生素和粗纤维。所以平时不要把豆制品当成蔬菜，吃了豆制品还是需要食用一些蔬菜。

糊涂之举13：孩子大便干燥需吃香蕉、香油。有父母认为，如果遇到宝宝便秘，最好是吃些香蕉、香油可以帮助消化。

明智之举：吃这些并不管用，最重要的是养成孩子良好的排便习惯，排便时间要固定。因为食物消化到达大肠的时候，大肠的主要功能是，吸水—造血；蠕动—将食物残渣排出体外；如果能养成每天排便的习惯，把食物残渣及时排出体外，那么大便干燥就能得到缓解。如果食物残渣滞留在大肠中的时间越长，那么水分就被吸收得越彻底。

糊涂之举14：孩子不能晒太阳。有父母认为，如果晒太阳，孩子很容易被晒伤，最好是不晒的好！

明智之举：晒太阳可促进人体的血液循环，增强人体的新陈代谢和免疫功能，特别是在防治儿童佝偻病或成人骨质疏松症方面，有着特殊的疗效。可有些父母在孩子晒太阳时，给孩子蒙上纱巾、戴上帽子，还隔着玻璃晒。专家指出，这样晒并没有效果。晒太阳要尽量使皮肤直接与阳光接触，给孩子晒头后部、手腕、脚腕、屁股，防止生病。如果担心阳光强烈刺激皮肤，父母可利用清晨或傍晚的阳光，或在树荫、屋檐下，或开着窗利用折射光，使宝宝受益。

11. 哺乳期妈妈上班就必须断奶吗

上班的时候可以储存母乳，这样不仅让宝宝可以继续享用母乳，还可保持妈妈乳汁分泌，防止胀痛。挤奶可用挤奶器或手挤。挤出的奶应放在经消毒的、并有密封瓶盖的玻璃或塑料瓶内。最理想的是使用母乳储存袋，目前国内市场也有卖。储存状态乳汁室温可保存12小时。

12. 母乳喂养有哪些细则

母乳喂养的原则：按需哺乳。新生儿每隔 2~3 小时喂哺一次，3~4 个月内婴儿每隔 3 小时左右喂哺 1 次，4 个月以后每隔 4 小时喂 1 次。夜间均应停哺 1 次。最好的哺乳姿势是坐位斜抱婴儿于怀中，令其呼吸舒畅，也利于胃中空气上升，每次哺乳时均应尽量让婴儿吸完乳房的奶汁，下次分泌量就会增多。哺乳后要将婴儿竖抱，轻轻拍背 2~3 分钟，使其排出胃内空气，以防止吐奶，如果有鼻垢阻塞鼻腔，会影响呼吸而拒乳。婴儿啼哭时，不要立即强行哺乳，以免引起呛咳呕吐。

13. 何时给宝宝断奶合适

断奶时间：以 8~12 个月最为适宜，夏季不是断奶的合适季节，最好到秋凉以后再断奶。断奶前应采取逐渐减少喂奶次数，逐渐增加辅食的方法。不可突然断奶，否则容易发生厌食、腹泻。

14. 哺乳期如何正确退奶

目前各大医院已不建议妈妈吃退奶药或打退奶针来退奶，而主张以"自然退奶"方式为主。此种方式是靠乳汁分泌原理进行的，妈妈无须将乳汁挤出。可尝试先停止喂宝宝母乳，改以婴儿配方奶粉代替，如此奶量自然就会逐渐减少，达

四、提高母乳质和量的举措

到回奶效果。食用能抑制乳汁分泌的食物,例如:麦芽水、韭菜、人参等。若要退奶,还可逐渐减少喂奶的次数,譬如:原来1天要喂宝宝8次母奶的话,可逐渐减为6次、4次,其余的以婴儿配方奶代替,如此一来,乳汁分泌量自然就会日渐减少。妈妈的乳汁大约要1星期才能完全退尽。

希望新妈妈不要因为上班而急于退奶。让宝宝吃够4~6个月的母奶最好,尤其对于有过敏体质或肠道有问题的宝宝来说,母奶更是天赐的"良药"。

五、合并症对哺乳的影响及对策

1. 哺乳期乳头裂伤怎么办

妈妈乳头应经常保持清洁,如发生乳头裂伤,应暂停直接喂乳,可用乳头保护罩,缓解疼痛,同时能帮助乳头偏平、凹陷、短小而无法喂哺婴儿的妈妈进行母乳喂养。也可用手或吸乳器将乳汁吸出消毒后喂哺,并以鱼肝油软膏擦涂乳头,防止感染,促使痊愈。经常排乳不畅或每次喂哺未将乳汁吸空,引起乳汁淤积于乳房,可发生乳房肿胀、小硬块(乳核),有胀痛。初起时应及早进行局部热敷和轻轻揉摩将其软化,婴儿频繁有力的吸吮将乳汁吸空或于喂乳后用吸乳器将乳汁吸尽,以防乳腺炎。患乳腺炎时应暂停患侧喂乳。

在饮食方面也要注意:妈妈在产后的第一个月一定不要喝太浓的汤,有的给妈妈猪蹄汤下奶,这时候应该以清淡为主。这时候建议妈妈可以吃一点米酒,吃一些糯米、红糖,以补气补血,使乳汁淡一些。乳汁如果太浓就易发生淤积。所以一般主张在第一周的时候,煲的汤应该清淡一点,适当的放一点黄芪、党参、当归、红枣补气补血。把汤上面的油去掉

五、合并症对哺乳的影响及对策

一些,有助于乳汁的分泌。可以喝小米粥加红糖,糯米粥加红糖。可以喝一些米酒类的东西,而且要少吃多餐。不吃辛辣刺激的食物。

2. 哺乳期乳腺炎怎么办

乳腺炎是临床常见的疾病,尤其多发于女性哺乳期。一般来说,得了乳腺炎,如果症状不是十分严重,可以继续哺乳,但如果严重的话,就必须终止哺乳。

治疗乳腺炎要注意清洁,早期注意休息,暂停患侧乳房哺乳,清洁乳头、乳晕,促使乳汁排出(用吸乳器或吸吮),凡需切开引流者应终止哺乳。这是治疗乳腺炎的首要前提。哺乳期乳腺炎的治疗方法如下:

(1)回乳:使用回乳药,停止患侧哺乳,以吸乳器吸出乳汁。可适当使用回乳药,口服己烯雌酚每次1毫克,每日3次,或溴隐亭每次2.5毫克,每日3次。

(2)抗感染:全身应用抗生素。为防治严重感染及败血症,根据细菌培养及药敏选用抗生素,必要时静脉滴注抗生素。

(3)中药治疗:清热解毒剂。早期乳腺炎的治疗,初起阶段主要表现为乳汁淤积,热毒内盛,其治疗原则为解毒清热、通乳消肿。内服药:可服瓜蒌牛蒡汤(瓜蒌、牛蒡子、天花粉、黄芩、陈皮、栀子、金银花、柴胡、连翘、穿山甲、漏芦,气郁加橘叶、川楝子)。肿胀痛者加乳香、没药、赤芍。

在乳腺炎初期,选择中成药乳癖消片,每次5~6片,每日2~3次,温开水送服;活血解毒丸,每次6克,每日2次,温开水送服。在成脓期,可以选择清血解毒丸,每次6克,每日2次,温开水送服;醒消丸,每次3~9克,每日1~2次,温黄酒或温开水送服。在溃脓期,可选择中成药当归补血丸,每次9克,每日2~3次,空腹时温开水送服;归脾丸,每次10克,每日3次,空腹时温开水送服。

(4)热敷:局部热敷,用鲜蒲公英、银花叶各60克洗净加醋或酒少许,捣烂外敷。用宽布带或乳罩托起乳房。

(5)封闭:0.25%普鲁卡因60~80毫升乳腺封闭,可减轻炎症。选用广谱抗生素口服或静滴。并可用青霉素100万单位溶于20毫升生理盐水中,注射于炎症肿块周围。

(6)排脓:已形成脓肿,应切开排脓。切口应与乳头成放射方向,避开乳晕。乳腺后脓肿或乳房下侧深部脓肿,可在乳房下胸乳折处作弧形切口。

(7)饮食调养:豆豉粥——祛风,清热,解毒。适用于乳腺炎初起,局部红肿热痛,而脓尚未成者。栝蒌酒——消痈散结。适用于急性乳腺炎初期。仙鹤草粥——清热解毒。仙鹤草味苦性凉,有消肿解毒作用,与糯米、白糖同服,既清又补。适于急性乳腺炎成脓、溃脓期。马兰头拌豆腐——清热解毒,透脓。适用于急性乳腺炎属热毒酿脓型,乳房肿痛、发热,大便不畅者。丝瓜络酒——通经活络,清热解毒。适用于急性乳腺炎,症见乳房局部红肿而痛、乳汁不通、微有恶寒、发热、舌苔薄黄等。

(8)按摩:当热敷过乳房,使血液流通后即可按摩乳房。一般以双手托住单边乳房,并从乳房底部交替按摩至乳头,

五、合并症对哺乳的影响及对策

再将乳汁挤出。

(9)借助吸奶器:把奶汁吸出。

(10)冷敷:如果奶胀严重,可冷敷止痛。但一定要先将奶汁挤出后再进行冷敷。

3. 哺乳期乳房胀痛怎么处理

首先乳房胀痛可能是因为乳房内充满乳汁而胀痛。对于这种情况可以让宝宝多吮吸,或是用吸奶器挤出多余的乳汁,减轻乳房的胀痛感。不要喝过多的鱼汤,肉汤。

其次,哺乳期乳房胀痛还可能是因为月经前后的缘故。很多产妇在哺乳期内就会有月经,而在月经前后往往会感到乳房胀痛。此时的乳房胀痛是因为女性生理结构的原因引起的,并不是什么病,所以不用太过于担心,但是要注意乳房的保健。

再次,乳房胀痛还可能是在哺乳期内因为着急生气引起的。女性因为生理结构的原因,往往一着急生气就会乳房胀痛。如果是这个原因,我们可以采用按摩的方法使乳房胀痛减缓,将乳房托在两手之间,按顺时针方向进行旋转式按摩,然后将虎口放在乳晕部周围均匀按摩,再用热毛巾或热水袋热敷乳房。同时要注意调整心态。

除了上述方法之外,哺乳期的妈妈还应该保持良好的心态,选择合适的内衣,丈夫和家人也一定要给予安慰,尽快消除乳房胀痛。

4. 哺乳期乳管阻塞怎么办

乳管阻塞常见于继发性乳汁郁积、不经常哺乳、不完全吸空乳房及乳房局部受压所致。此时应该注意几个方面：

(1)哺乳前：患侧乳房湿热敷3~5分钟并做乳房按摩、拍打和抖动。

(2)哺乳时：①首先应在阻塞的一侧乳房进行哺乳，因饥饿的婴儿吸吮力最强，有利于吸通乳腺管。②吸吮乳头和大部分乳晕含吮在婴儿口内，使之有效地吸吮。③每次哺乳改变抱婴儿姿势，充分地吸空各叶乳腺管。④哺乳同时按摩患侧乳房，有助于阻塞乳腺管畅通。⑤频繁地哺乳，将乳汁排空，如果婴儿因某种原因不肯吸奶则将奶挤出。

(3)哺乳后：①充分休息。②选用合适胸罩。

(4)断乳应逐渐进行：断奶选自然断奶法，并逐渐进行。

5. 哺乳期女性患炎性乳癌的几率有多大

乳腺癌的致病诱因很多，饮食结构不合理、动物蛋白吃太多、环境污染、工作压力大等都有可能让机体免疫力失调，刺激肿瘤生成，但普遍认为不生育不哺乳的女性发生乳腺癌几率较高。生育哺乳防的是"未来"的癌变可能，女性在怀孕、哺乳期间，也进入了"炎性乳癌"的高发期，孕妇产妇们千万不可掉以轻心。

怀孕哺乳期的女性易患"炎性乳癌"。因怀孕哺乳期的

五、合并症对哺乳的影响及对策

女性体内激素水平大为改变,比平时更容易患"炎性乳癌"。"炎性乳癌"的特点是恶变程度高、进展快、复发转移多、症状类似炎症从而非常容易被忽略。"炎性乳癌"一诊断就是晚期的现象非常普遍,因为孕期哺乳期女性本来由于乳腺增生和胀奶等原因,乳房都会不同程度地出现变化和不适,难以觉察乳房病变,而且它会有类似炎症的"红肿热痛"现象,这也可能干扰患者判断。

如何对抗这种高风险高隐蔽性的乳癌?如有条件最好在怀孕之前做一次胸部B超,凡有超过1厘米的纤维瘤应及时处理。此外,孕期哺乳期女性多观察自身乳房情况,一旦有不明显的炎症表现或摸到包块,最好到专科医院就诊,必要时进行B超检查。但凡怀孕超过三个月,接受胸部B超不会影响胎儿。"炎性乳癌"作为乳腺癌的一种,如果早发现早治疗,临床疗效还不错,关键在于女性自身是否重视。

6. 急性乳腺炎的病因及预防措施是什么

除产后全身抗感染力下降外,有以下两方面的原因:乳汁淤积——乳汁淤积有利于入侵细菌的生长繁殖。淤积的原因有:①乳头发育不良(过小或内陷)妨碍哺乳。②乳汁过多或婴儿吸乳少,以致乳汁不能完全排空。③乳管不通畅,影响排乳。细菌入侵——乳头破损使细菌沿淋巴管入侵是感染的主要途径。婴儿口含乳头入睡或婴儿患口腔炎也有利于细菌直接侵入乳管。致病菌以金黄色葡萄球菌为主。

预防较治疗更为重要。在妊娠期及哺乳期要保持两侧乳头的清洁,如果有乳头内缩者,应将乳汁轻轻挤出后清洗干净。在哺乳前后可用3％硼酸水洗净乳头。养成定时哺乳的习惯,每次哺乳时应将乳汁吸净,不能吸净时可按摩挤出或用吸乳器吸出。如果乳头已有破损或皲裂时,应暂停哺乳,用吸乳器吸出乳汁,待伤口愈合后再行哺乳。

7. 哺乳期乳头痛怎么处理

乳头痛最常见的原因是婴儿吸吮不当。婴儿没有把足够的乳晕含入口中,而仅仅吸吮乳头顶部。有乳头痛的母亲常会因疼痛而减少哺乳次数或缩短哺乳时间,婴儿也会因吸吮不当,吃不到足够的奶,这样导致乳汁未能排空而泌乳量减少,因此常会因此而导致母乳喂养的失败。正常的哺乳是不会引起乳头疼痛的,有乳头疼痛时必须注意纠正婴儿的吸吮姿势,做到正确含接。不要用肥皂洗乳头,要在喂哺结束后才将婴儿抱离乳房。

8. 如何应对胀奶又能兼顾哺乳

母乳是上天赐给婴儿最好的食物,它易消化、好吸收,含有免疫物质,可帮助婴儿抵抗疾病,又能避免牛奶蛋白过敏所造成的伤害。不但经济、卫生又安全,且母亲可借着哺乳,增进亲子间的互动,更可帮助母亲子宫收缩、避孕,甚至能减少乳癌的产生。这是大自然赐给婴儿的权益,也是母亲应享的权利及应尽的义务。在刚开始哺乳的头几周,尤其对初产

五、合并症对哺乳的影响及对策

妇而言,可能是一段充满挫折感的时间,其中乳胀的问题最常见,如果能在头几天给予产妇正确的指导,将可避免乳胀的发生。

(1)胀奶的原因:当乳汁开始分泌时,乳房会变得比较热、硬且疼痛,甚至如石头般硬。这样的肿胀是因为乳房内乳汁及结缔组织中增加的血量及水分所引起的,当产妇在婴儿出世后未及早开始哺喂母乳,或间隔时间太长才哺喂,使乳汁无法被完全移出,就会让乳房变得肿胀且疼痛。乳房也因此变硬,婴儿比较不易含母亲乳头,母亲也因为怕痛而减少喂奶次数,使得乳汁无法有效的移出,乳汁可能会因此而停流。

(2)预防乳房肿胀的最好方法:让婴儿及早开始吸吮就是最好的方法。一般在出生 2 小时内开始哺喂母乳,可让婴儿提早吸到初乳。同时也可使喷乳反射早点产生,而使乳汁分泌更多。且勤哺喂(约 2～3 小时 1 次),吸出乳汁可使乳腺管通畅,不易发生乳胀。

当乳房发生肿胀时,会迫及乳腺管,而使乳汁较不易流出,此时,哺乳前可先热敷乳房,哺喂时,手以 C 型握住乳房,先往胸壁压,再以大拇指及食指压住乳晕,挤出一些乳汁,如此使乳房变软后,再让婴儿吸吮,此时婴儿较易含住乳头,而能有效的吸吮,当婴儿不能有效地吸吮或婴儿一点都不肯吸奶时,需帮助母亲将乳汁挤出,可以用杯子将挤出的乳汁喂婴儿。

(3)解除胀奶的技巧:如果乳房很痛,可用挤奶器挤出乳汁,或用热敷技术,然后视需要挤出乳汁使乳房舒服至肿胀消失为止。另外可用一盆温热水放在膝盖上,再将上身弯至膝盖,让乳房泡在脸盆里,轻轻摇晃乳房,借着重力可使乳汁比较容易流出来,或淋浴时按摩乳房。如果痛得无法忍受时,可请医生给予止痛药,对婴儿并无影响。哺喂母乳是母亲给予子女人生的第一份礼物,也是母爱的具体表现,请不要轻易放弃这项只有母亲才持有的宝贵资产,让亲子关系及宝宝的健康在哺育母乳的过程中,有美好的开始,也将会有丰硕的果实。再次提醒您及早开始哺喂,并增加喂奶的次数,会使您的喂奶过程顺利且成功。

9. 平坦乳头如何哺乳

平坦乳头常见一些乳母先天性乳头颈短平,个别内陷乳头产前未完全纠正或乳房过度充盈累及乳晕部致使乳头更平坦。

(1)哺乳妈妈应选坐位姿势:哺乳前最好先湿热敷乳房3～5分钟,同时按摩乳房以刺激排乳反射。再挤出一些乳汁,使乳晕变软,继而捻转乳头引起立乳反射。这样,乳晕连同乳头易被婴儿含吮,在口腔内形成一个"长奶头"。

(2)让婴儿先吸平坦一侧乳房:①在婴儿饥饿时,先吸吮平坦的一侧乳头。此时,吸吮力强,易吸住乳头和大部分乳晕。②应取环抱式或侧坐式喂哺,以便较好地控制其头部,易于固定吸吮部位。③若吸吮未成功,可用抽吸法使乳头突出,并再次吸吮。

(3)佩戴乳头罩:哺乳结束可在两次哺乳间隙佩戴乳头罩。

五、合并症对哺乳的影响及对策

注意:对暂时吸吮未成功的婴儿,切忌应用橡皮乳头,以免引起乳头错觉,给吸吮成功带来更大困难。母亲应每天挤乳8次或8次以上,用小杯或小匙喂养,同时继续纠正乳头并训练婴儿吸吮乳头的口腔运动。

10. 哺乳期乳头微裂该怎么办

乳头微裂主要是由于婴儿含吮不正确,分娩后未能掌握正确喂哺技巧,过度地在乳头上使用肥皂和酒精干燥剂之类刺激物,以及婴儿口腔运动功能的失调等。

(1)哺乳前:乳母应取舒适的喂哺姿势。先湿热敷乳房和乳头3~5分钟,使乳晕变软易被婴儿含吮,并可减轻疼痛。

(2)哺乳时:①先在损伤轻的一侧乳房哺乳,以减轻对另一侧乳房的吸吮力。②让乳头和大部分乳晕含吮在婴儿口内。③交替改变抱婴位置(一次为卧位,则另一次为坐位),使吸吮力分散在乳头和乳晕四周。④频繁地哺乳。⑤在喂哺结束,等婴儿放松乳头后,再把婴儿抱离乳房,或由于母亲因某种原因,不得不暂时中断喂哺时,则用食指轻轻按压婴儿下颏,温和地抽出乳头,中断吸吮。

(3)哺乳后:①挤出少许乳汁涂在乳头和乳晕上,短暂暴露和干燥乳头。因乳汁具有抑菌作用且含有丰富蛋白质,能起到修复表皮的功能。②穿带棉制宽松内衣和胸罩,并放置乳头罩,以利于空气流通,皮损的愈合。注意:如果乳头疼痛剧烈,可暂时停止母乳喂养24小时,但应将乳汁挤出,用小杯或小匙喂养婴儿。

11. 哺乳期得了阴道炎怎么办

阴道炎是由于病原微生物(包括淋病双球菌、真菌、滴虫等微生物)感染而引起的阴道炎症。阴道炎根据年龄和感染源的不同,可分为老年性阴道炎、滴虫性阴道炎、真菌性阴道炎、淋病性阴道炎、阿米巴性阴道炎、阴道嗜血杆菌性阴道炎、婴幼儿阴道炎、气肿性阴道炎和非特异性阴道炎。各种类型的阴道炎均有白带增多、尿频、尿急、尿痛等症状,外阴有不同程度的瘙痒、灼热或疼痛感,急性期会伴有发热。不同类型的阴道炎白带的性状不同,可作为鉴别的依据。

(1)滴虫性阴道炎:由阴道毛滴虫引起的阴道炎,过性生活时能交叉感染,滴虫不仅寄生于阴道内,亦可寄生于泌尿道下部(尿道及尿道旁腺)及子宫颈管内,寄生在阴道内的滴虫能消耗阴道内的糖原,改变阴道的酸碱度,破坏防御机制,容易继发感染。患滴虫性阴道炎者,用中药是比较科学的,没有什么副作用。清热燥湿,杀虫为主,常用苦参30克,黄柏15克,茯苓30克,白鲜皮30克,水煎后洗外阴及冲洗阴道,再以蛇床子、苦参各9克制成栓剂置阴道内,每日1次,10次为1个疗程。

(2)真菌性阴道炎:主要表现为白带异常,呈豆腐渣样。最好阴道用药加上输液治疗,可以多用一段时间达克宁栓。注意保暖,不要吃辛辣食物。在输液的过程中为了宝宝的健康最好给宝宝断奶一段时间。

五、合并症对哺乳的影响及对策

(3)细菌性阴道炎:细菌感染者,可用苯扎溴铵(新洁尔灭)液冲洗。乙酰胂胺(滴维净片),每日1片置阴道穹隆,10日为1个疗程。卡巴胂片,置入阴道后穹隆,每日1次,7~10日为1个疗程。曲古霉素,每日塞入阴道内10万单位,10日为1个疗程。阿沙霉素,每日置入阴道内1片,7~10日为1个疗程。局部用药前,宜用0.5%醋酸液冲洗阴道,以提高疗效。最后在给一点建议,在平时一定要注意个人卫生,阴部要每天清洗1次,性交时要双方清洗,使用消毒液是比较好的。要注意通风。

治疗期间禁止性生活,丈夫也要同查同治。男性平时洗澡时,应将包皮翻转,洗净包皮囊内的包皮垢,是预防炎症的最简单而又行之有效的办法。

不宜食用辛辣刺激性食品。患急性真菌性阴道炎时,患者宜选用具有清热利湿作用的食疗方。笔者介绍一个简单而实用的食疗方法:扁豆花、淮山药各适量。取含苞未开的扁豆花晒干,研末,用适量淮山药,每日早晚煮大米粥,粥成调入花末,煮沸即成。本方具有健脾利湿的功效。

12. 哺乳期宫颈糜烂怎么办

一般来说,治疗宫颈糜烂的一般步骤是先外用再口服、先肌注再输液。对于哺乳期的妇女来说,口服药物难免会对婴儿有一定的伤害,所以宫颈糜烂的哺乳期妇女可以通过坐浴、洗浴、外用栓剂等方法治疗。选择栓剂在经期干净后2天开始,每晚睡觉前将栓剂塞入阴道后穹隆处。可使用达克宁栓或双烯泰栓,或遵医嘱。坐浴可选择妇炎洁,或遵医嘱。

物理疗法是目前应用很广泛的一种治疗方法,具有疗程短、疗效好的优点。此疗法适用于Ⅱ度以上的病例,其原理是将宫颈糜烂面单层柱状上皮破坏,使其坏死脱落后,为新生的复层鳞状上皮覆盖,有激光治疗、冷冻治疗、红外线凝结疗法及微波疗法。

这类治疗比较安全,但如果较深的宫颈糜烂可能在治疗愈合的过程中造成宫颈狭窄,对未分娩的妇女来说应慎重;对于哺乳期妇女来说,是比较适用的。

如果宫颈糜烂比较严重,出现宫颈肥大,或糜烂面深而广,且累及宫颈管者,以上的治疗方法都不管用,那么可以考虑行宫颈锥切术或全子宫切除术。

13. 新妈妈哺乳期防便秘的食疗方有哪些

在饮食上,要多喝汤、饮水。每日进餐应适当配一定比例的杂粮,做到粗细粮搭配,力求主食多样化。在吃肉、蛋食物的同时,还要吃一些含纤维素多的新鲜蔬菜和水果、蜂蜜等,以增强润肠通便之功。蔬菜以菠菜,芹菜,洋葱,苦瓜,空心菜,韭菜等,水果以香蕉,苹果,梨,杏等为好。应禁忌饮酒、喝浓茶、喝咖啡,忌吃辣椒等刺激性食物;忌含蛋白质和钙质多的食物,如:鱼类、咸蛋、松花蛋、豆制品、海带、紫菜等;忌胀气和不消化食物,如:干豆类、洋葱、土豆、白薯以及甜食等。

很多的新妈妈在哺乳期,由于担心小宝宝的安全,新妈妈们一般都不敢随意用药,以至于排便成了哺乳期女性痛苦不堪的事情。那么,哺乳期女性应怎样解决便秘问题呢?其实不妨试试以下几种食疗:

(1)香蜜茶:蜂蜜65克,香油35毫升。将香油和蜂蜜混匀,加沸水冲调服。早、晚各1次。能润肠增液,滑肠通便,对产后肠道津枯便秘者有一定疗效。

(2)葱味牛奶:牛奶250毫升,蜂蜜60克,葱汁少许。将葱汁、蜂蜜兑入牛奶中烧开,改用小火煮10余分钟即可。能增液润肠,滑肠通便。产后便秘者可以选用,对习惯性便秘者亦有一定效果。

(3)紫苏麻仁粥:紫苏子、火麻仁各20克,粳米200克,白糖30克。将紫苏子、麻仁捣烂后加水浸搅,取汁放入锅内,加淘洗干净的米熬粥食用。可下气导滞,润肠通便,益气健胃。适用于产后便秘,由于食疗方中加有下气之紫苏子。对兼有腹中气胀者更为适宜。

(4)炖参肠:海参、猪大肠各200克,黑木耳50克。葱、姜各5克,酱油10毫升,料酒50毫升。锅内放入水烧开,将发好、洗净、切成条的海参、大肠分别焯一下;将大肠放入锅内加水煮至五分熟,放海参、葱、姜、料酒、酱油,煮至海参、大肠熟烂后加木耳,再煮至木耳熟时即可。可养阴清火,益肠通便。适用于产后阴血虚弱、虚火内灼、大便燥结者。

14. 哺乳期便秘什么方法能治

哺乳期患便秘多数是摄入的高蛋白食物太多了,身体代谢不好,肠壁蠕动得太慢造成的。

可以多吃些香蕉、红薯,喝蜂蜜水,多吃含纤维素的蔬菜。多运动,坚持锻炼身体,生活有规律,三餐定时定量。禁生冷。还可以热水坐浴,效果也很好的。

坚持按摩穴位,有病治病,无病保健。按摩内关穴在前臂掌侧,腕横纹上2寸,掌长肌腱与桡侧腕屈肌腱之间。复溜穴小腿内侧,太溪穴直上2寸,跟腱的前方。公孙穴足内侧缘,当第一跖骨基底的前下方。三阴交穴小腿内侧,当内踝尖上3寸,胫骨内侧缘后方。天枢穴脐中部,据脐中旁开2寸。足三里穴小腿前外侧,当膝盖骨下3寸,据小腿骨前缘一横指。巨阙穴上腹部,前正中线上,当脐中上六寸。上脘穴上腹部,当前正中线上,当脐中上5寸。中脘穴上腹部,当前正中线上,当脐中上四寸。建里穴上腹部,前正中线上,当脐中上三寸。下脘穴上腹部,前正中线上,当脐中上二寸。

每天早上,无论有没有便意,都到厕所蹲一会,建立正常的排便规律。禁辛辣。可以加服复方芦荟胶囊。不妨也可以选用御坊堂的畅清舒口服液,它配方所选用的材料,不仅具有润肠通便的功效,而且能够补益元气、健脾养胃,补充人体所需的营养成分及微量元素,调节胃肠道功能,提高胃肠道的免疫力。御坊堂畅清舒口服液是在中医传统配方的基础上,结合御坊堂"清毒、和调、养正"养生保健理念,选用决明子、蒲公英、火麻仁、桑葚、黑芝麻、全叶芦荟6味药食同源中药,清毒、养正二大功效,有效改善因肠道毒素引起的便秘、口臭、腹胀、肥胖、面色晦暗、痤疮色斑、上火、肠胃不适八大健康问题。创立"以补通便"新概念,使"清毒"与"养正"同时兼顾,不仅能清除肠道内积存的毒素和垃圾,而且内含丰

五、合并症对哺乳的影响及对策

富营养成分,能够养护肠胃,改善胃肠道功能,增强胃肠道对营养的吸收能力,恢复机体平衡。清养双效合一,对你和你的宝宝不会有任何副作用。

便秘者应禁忌饮酒、喝浓茶、喝咖啡,忌吃辣椒等刺激性食物。忌含蛋白质和钙质多的食物,如鱼类、咸蛋、松花蛋、豆制品、海带、紫菜等。忌饮食过于精细或偏食。忌烟酒及辛辣刺激食物。忌多吃糖。忌胀气和不消化食物,如干豆类、洋葱、土豆、白薯以及甜食等。忌滥用泻药。泻药只解燃眉之急,一旦停药,难以恢复且便秘更严重。

另外,哺乳期还应保持精神愉快,心情舒畅,避免不良刺激对预防便秘有益。

15. 乙肝"大三阳"的产妇能母乳喂养吗

在《慢性乙型肝炎防治指南》中,有相当明确的规定:"新生儿在出生12小时内注射乙肝免疫球蛋白和乙型肝炎疫苗后,可接受乙肝表面抗原(HBsAg)阳性母亲的喂奶"。乙肝大三阳妈妈想要喂奶,前提是:孩子出生后12小时内注射乙肝免疫球蛋白和乙肝疫苗,并产生乙肝表面抗体。

乙肝产妇在乳汁中能检出HBsAg,但未见有在乳汁中检出HBVDNA的报告,故其乳汁是否有传染性尚不能定论,只要母亲乳头不破溃出血,母乳喂养是可以的。但喂奶前母亲应用肥皂流水洗净双手,以减少接触传播的机会;绝大多数研究结果表明,乙肝产妇和乙肝抗体阳性产妇的乳汁中存在乙肝病毒可能性小,可以给婴儿喂奶,但如果乳头有破溃出血,则应停止喂奶。需要指出的是,肝炎产妇的唾液中有肝炎病毒存在,故产妇不可口对口给孩子喂食,并要注意消毒隔离。

大三阳母乳喂养的注意事项:如果奶头有伤口,应停止喂奶,以免伤口中带有病毒的血液进入乳汁中,同样,如果孩子口腔中有溃疡,最好溃疡好了以后再进行母乳喂养。因为乙肝病毒会经破损的皮肤黏膜进入血液中,增加母乳喂养传染乙肝的危险;将孩子和妈妈的用品隔离,擦洗用的毛巾、脸盆,喝水用的杯子都应该独立使用,不要混用;定期检查乙肝DNA,看病毒复制情况,如果乙肝DNA阳性,病毒复制活跃,最好不要母乳喂养。

总的来说,大三阳母乳喂养是可以的,只是要注意在孩子出生后12小时内注射乙肝疫苗,并保持乳头的健康卫生。研究证明,应鼓励乙肝产妇母乳喂养,并鼓励乙肝病毒携带产妇在科学指导下安全哺乳。

16. 乙肝"小三阳"的产妇可以哺乳吗

所谓"小三阳"是指乙肝的"两对半",检查中有一种抗原(HBsAg)和两种抗体(HBsAb,HBeAb)呈阳性反应。此种情况下,病毒基本停止了繁殖。没有传染性或传染性很弱。因此"小三阳"的妈妈是可以自己照料婴儿并进行母乳喂养的。

但是,最好还是进行一些保护性措施。宝宝出生后及时接种乙肝疫苗,同时注射高效价的乙肝免疫球蛋白,以切断母婴传播。在完成常规的3次乙肝疫苗接种后,父母可以带宝宝去医院测定一下体内乙肝表面抗原的抗体浓度。如果抗体浓度低,可以加强接种。

五、合并症对哺乳的影响及对策

除了保护措施外,有"小三阳"的新妈妈的哺乳期间要保证休息,合理地安排哺乳期的营养,避免食用增加肝脏负担的食物。如酒、大量的高蛋白食物等。以免使乙肝病毒活动。同时,在哺乳前应当用肥皂流水洗净双手,以减少接触传播的机会;另外乙肝小三阳妈妈的乳头开裂或出血,渗出血液中所含乙肝病毒剂量可能会对婴幼儿具有传染性。因此,该种情形下应停止哺乳喂奶。只要各方面多加注意,当然,如果是正处在乙肝肝炎急性期或慢性肝炎急性发作期的母亲,不仅具有较强的传染性,而且本身体质虚弱,如果过度疲劳,睡眠不佳,将会进一步影响其自身的健康。所以,这些母亲不宜亲自照料宝宝,也不能进行母乳喂养。

17. 哺乳期如何防感冒

女性产后气血两虚,抵抗力下降,出汗较多,全身毛孔经常张开,又长时间在温室中,因此产后患有感冒很常见。对于感冒重在预防。首先要注意居室通风,通风时应先将新妈妈和宝宝暂移到其他房间,坚持每天开窗通风2～3次,每次20～30分钟,这样才能减少空气中病原微生物的滋生,防止感冒病毒感染。新妈妈出汗比较多,衣裤、被褥常被汗水浸湿,容易使病菌繁殖生长。因此,新妈妈的衣裤和被褥必须勤换勤晒,这样不仅能保持清洁,而且还能借助阳光中的紫外线杀死病菌。冬天及夏季坐月子,室内温度最好保持在20℃～24℃,空气湿度保持在55%～65%,如果家中没有暖气,可以电暖器或开空调保持房间里的合适温度,在室内用加湿器或放盆水,以提高空气湿度。同时,保持心情愉快,保证充足睡眠,均衡饮食、增强机体的抵抗力也非常重要。

产妇要多饮水、新鲜果汁,吃清淡易消化的饮食,好好休息,这样就可很快好的预防感冒。

18. 妊娠期病毒性肝炎及甲状腺功能亢进者是否可以哺乳

妊娠期患有病毒性肝炎者产后不宜哺乳,以减少体力消耗,并且可以防止肝炎病毒传染给新生儿。

妊娠期有甲状腺功能亢进的孕妇分娩后,若在服药期,则不宜给胎儿哺乳,同时应检查胎儿甲状腺功能,以及早发现胎儿是否有先天性的甲状腺疾病,如先天性甲亢、先天性甲减、巨大甲状腺肿等,若发现应当及早治疗。

19. 哺乳期为什么容易感到关节疼痛

临床上经常发现有些妇女在产后出现关节疼痛,很多人认为是因为在"月子"里受了风寒所致,其实这种认识是错误的。妇女产后关节痛的主要部位在手腕、手指关节及足跟等处。在产后和哺乳期间,由于身体内分泌激素的变化,会导致关节松弛。在这种情况下,如果产妇不注意休息而从事较多的家务劳动,将会使本已经薄弱的关节、肌腱、韧带负担过重而出现疼痛。

预防产后关节疼痛,首先应注意充分的休息,不要做过多的家务劳动,特别要注意减少手指和手腕的负担,避免寒冷的刺激。其次,"坐月子"后期和出满月后,要经常下地走动,这样不仅能防止脚跟脂肪垫退化,避免产后脚跟痛的发生,而且能防止产妇体重过分增加,调节神经功能,对改善睡眠、增进食欲十分有利。

如果不慎患上产后手脚关节痛,可以采用一些自我温灸、热敷、按摩等方法,如果加上一些补气养血、通经活络、去风除湿的中草药效果更佳。另外,缺钙也是导致关节疼痛的重要原因。产后若哺乳,钙质更易大量丢失,易导致腰酸背痛关节痛,而且更易出现牙齿松动、视力减弱。产后及时补钙能减少这些症状出现。

20. 哪些妈妈不能母乳喂养

（1）患病毒性肝炎的产妇,患有甲肝的产妇应停止母乳喂养。携带乙肝病毒的产妇,若母体血清中乙肝 e 抗原（HBeAg）、核心抗原（HBcAg）、表面抗原（HBsAg）、乙肝病毒 DNA 均为阳性的,则具有较强的传染性,最好不要母乳喂养。

（2）患有活动性肺结核的产妇,应与新生儿隔离 6～8 周,同时避免母乳喂哺。如果肺结核病灶已钙化,不一定要禁止母乳喂哺。

（3）患甲状腺功能亢进症,仍然在服药的产妇不要哺乳。

（4）患有慢性病者,如患活动性肺结核、迁延型和慢性肝炎、严重心脏病、肾脏病、严重贫血、恶性肿瘤、其他职业病和精神病等疾病时,不宜给宝宝喂奶。

（5）患有严重传染病时不能喂母乳,以防传染给宝宝。

(6)妈妈感冒发热不得不服用药物时,可等病愈停药后再喂。但应注意每天按喂哺时间把奶挤出,保证每天泌乳在3次以上,以保证母乳畅通。挤出的母乳也不要再喂给宝宝吃,以免其中的药物成分给宝宝带来不良影响。

(7)处于细菌或病毒急性感染期的妈妈不能母乳喂养。母亲乳汁内含致病的细菌或病毒,可通过乳汁传给婴儿。而感染期母亲常需应用药物,因大多数药物都可从乳汁中排出,如红霉素、链霉素等,均对婴儿有不良后果,故应暂时中断哺乳,以配方奶代替,定时用吸乳器吸出母乳以防回奶,待妈妈病愈停药后可继续哺乳。

(8)有严重乳头皲裂和乳腺炎的妈妈暂时不能母乳喂养。妈妈患有严重乳头皲裂时,应暂停母乳喂养,及时治疗,以免加重病情。妈妈可以把母乳挤出,用滴管或勺子喂哺宝宝,尽量不用奶瓶,以避免宝宝产生乳头错觉,也可以试用仿照妈妈乳头形状制作的母乳实感奶嘴,如果宝宝能用奶嘴吃奶,也不会因此拒绝母乳,这是最理想的。

21. 哺乳期妈妈发热时能吃药吗

产妇感冒是常见的疾病,产褥期的妇女容易出汗,又加上抵抗力低及产后的忙碌,患有感冒很常见。应该怎么办呢?许多产妇不敢吃药,怕影响乳汁的成分对孩子不利,又怕把感冒传给孩子。如果感冒了,不伴有发高热时,产妇需多喝水,吃清淡易消化的饮食,服用感冒冲剂、板蓝根冲剂等药物,同时最好有人帮助照看孩子,自己能有多点时间睡眠

五、合并症对哺乳的影响及对策

休息,照样可以哺乳孩子,由于接触孩子太近,可戴口罩的情况下喂奶。刚出生不久的孩子自身带有一定的免疫力,不用过分担心传给孩子而不敢喂奶。如果感冒后伴有高热,产妇不能很好地进食,身体不适,应到医院看病,医生常常会给输液,必要时给予对乳汁影响不大的抗生素,同时仍可服用板蓝根、感冒冲剂等药物。高热期间可暂停母乳喂养1~2日,停止喂养期间,还要常把乳房乳汁吸出,以保持以后的继续母乳喂养。另外,要多饮水或新鲜果汁,饮食应清淡易消化,保证休息好,这样很快就能痊愈。

22. 哺乳期生病要给宝宝停母乳吗

大部分抗生素,包括多种头孢类药物,都不会通过母乳对宝宝产生不良影响,因此一般不用停奶。如果您不放心,最好咨询一下医生,告诉他您正在喂母乳,能否换一种比较保险的抗生素。另外,也可以在吃药前哺乳,吃药后两个小时之内不喂奶,而是把这一次的乳汁挤出来扔掉。外用的栓剂更不会影响母乳。

继续哺乳也会帮助您得到适当的休息,而突然断奶反而容易引发乳腺炎。即使您需要暂时停喂母乳,也要注意定时挤奶,保持乳汁分泌量,也防止乳房过胀。

事实上,只有极少量的药品被证明对宝宝有害,比如放疗药品、化疗药品、非法毒品等。而且大多数医生都能找到替代药品。如果您实在不放心,最好咨询一位了解药物并支持母乳喂养的专家。如果大夫不能满意回答您的问题,最好咨询一下您宝宝的儿科医生,他也许更了解药物对母乳喂养宝宝的影响。

23. 哺乳期妈妈患感冒有哪些单方可选用

感冒初期可以试试下面的方法:①苹果蜂蜜水。取5个苹果去皮,切成小块,加水1升,煮沸5分钟,自然冷却到40℃左右,加适量蜂蜜搅拌均匀,每天多次少量饮用。②姜丝萝卜汤。姜丝25克,萝卜50克切片,加水500毫升,煮15分钟,加红糖适量,趁热喝下。③葱蒜粥。取干净的葱白10根,切碎,大蒜3瓣,大米50克,加水煮成粥,趁热服下。④白菜葱根汤。大白菜心3个洗净切碎,大葱6根,煎汤1碗,加红糖适量,趁热服下。⑤鸡汤。嫩鸡1只,洗剖干净,加水煮,食时在鸡汤内加进调味品(胡椒、生姜、葱花),或用来下面条吃。可减轻感冒时鼻塞、流涕症状,并能增强人体抵抗力。⑥姜糖水。就是用生姜片和红糖泡的水,多喝一点,一定可以缓解感冒症状。⑦口服中药制剂。苦干冲剂、板蓝根冲剂、双黄连口服液等。无论采取哪种方法,多喝水是不可少的。多喝水,多排尿,体内新陈代谢所产生的废物就可及时排出体外,有助于感冒的痊愈。

24. 哺乳期的妈妈感冒了能喂宝宝奶吗

这是一个比较普遍的问题,新妈妈一般都比较关注。感冒是常见的疾病,产褥期的妇女容易出汗,又加上抵抗力低

五、合并症对哺乳的影响及对策

及产后的忙碌,患有感冒很常见。应该怎么办呢?许多产妇不敢吃药,怕影响乳汁的成分对孩子不利,又怕把感冒传给孩子。如果妈妈没有发热,没有细菌感染,不建议中断母乳喂养。刚出生不久的孩子自身带有一定的免疫力,不用过分担心传给孩子而不敢喂奶。只需多喝水,吃清淡易消化的饮食,服用感冒冲剂、板蓝根冲剂等药物,同时最好有人帮助照看孩子,自己能多有点时间睡眠休息,照样可以哺乳孩子,当然在母乳喂养的同时要注意,妈妈可以通过呼吸道传播传染给孩子,包括妈妈眼睛的分泌物、鼻腔分泌物、唾液等,都有可能会传给孩子。所以在这种情况下,妈妈要戴口罩、要勤换衣服、勤洗手。平常不要跟孩子多接触,只是喂奶的时候才接触。

如果妈妈发热了,不能很好地进食,十分不适,应到医院看病,医生常常会给输液,必要时给予对乳汁影响不大的抗生素。可用青霉素类或头孢类抗生素,如青霉素Ⅴ钾片、先锋六号等。这些药都不会影响乳汁的质量,此期间可暂停母乳喂养1~2日,停止喂养期间,还要常把乳房乳汁吸出,以保持以后继续母乳喂养。

孩子可以补充一点果汁。新生儿不能喝果汁,可以喝点米汤,如果孩子汗比较多,适当喝一点咸的米汤、果汁。不是很主张让家长去追着孩子吃太多的东西。还是适当地减少饮食。但是,要注意补充水。如果一天两天孩子进食比较少,一般不会对身体造成太大的伤害,不要过分地焦虑。如果长时间不进食,情况就比较重了,要看医生。

25. 哺乳期掉头发怎么办

注意合理的营养,有利于头发生长和保持头发的颜色和光泽。经常食用含B族维生素及蛋白质的食物,如鸡蛋、牛奶、猪瘦肉、牛肉、鸡、鸭、花生、黄豆、豆制品及新鲜蔬菜、水果等。脂溢性脱发者,尤应少吃糖类、动物性脂肪和辛辣刺激的食物。

科学护发十分重要。头发应经常梳理,避免用碱性强的肥皂洗头,最好选用对头皮和头发无刺激的中性或弱酸性洗发剂,对油性头发可用硫磺皂。洗发和烫发不宜过勤,烫发每6个月1次为宜。洗发最好每周1次。但对于干性头发,可10~14天洗1次。洗发的水温不宜过烫,洗发后,可适当搽些发乳,以保持头发的光泽滋润。产后脱发是正常现象,常发生在产后2~7个月之间。其脱落的特征是自发际线处脱发,使前发际线后退或界线不清,整体头部的头发变稀,医学上称这种现象为"分娩性脱发"。究其原因,大致与以下四个方面的因素有关:

激素水平的变化、精神因素的刺激、营养供应失衡、对头发护理不当。要认识到产后脱发是一个暂时的过程。不要过度害怕、焦虑、抑郁,甚至精神崩溃,以免形成恶性循环,导致精神性脱发。产后脱发大多属生理现象,如不严重的话,无须特殊治疗,通常在6~9个月时间内会自行停止并逐渐恢复;如脱发严重的话,可在医生指导下服用谷维素、B族维生素等药物。

五、合并症对哺乳的影响及对策

26. 哺乳期如何减压

(1)保证睡眠:俗话说,"睡眠是天然的补药"。中医学认为:"安寝乃人生最乐。"可见睡眠对人来说是多么的重要。新妈妈睡眠不足,就会疲惫不堪,无精打采,感到头晕脑涨,烦躁不安。尽量抓紧时间休息,如在宝宝睡觉时也一起睡,或让家人照顾宝宝,自己熟睡一会儿。这就好比给电池充电,是"储备能量"。良好的睡眠,让你精神振奋,情绪饱满。

(2)保持清洁:邋遢的衣装,蓬乱的头发,汗酸的身体,是不是最容易令新妈妈们消沉懊恼?好好洗个澡,换上洁净的衣服,梳个利落的发式,整洁清香的你,心情也会自然而然的"容光焕发"。

(3)户外运动:千万不要关在家里不出门,封闭单调的育儿环境,是诱发新妈妈不良心情的直接因素。即使在冬天,只要条件允许,新妈妈也应该多到户外走走,带着宝宝,在阳光下散散步,去公园看看景色,和偶遇的其他新妈妈们聊聊天,交流经验与体会,心情会开朗许多。

(4)日常计划:初为人母,平添了许多家务,面对铺天盖地的琐碎与繁杂,新妈妈往往手忙脚乱,疲于应付,情绪怎能不变坏?不妨抽点时间,给每天的生活作个计划,按事情的轻重缓急来排一张次序表,最重要的优先处理,再处理次重要的,把每件事都安排就绪,这样,你将赢得更多的时间,心情上也轻松从容一些。

(5)量力而行:诚然宝宝的成长离不开妈妈的精心呵护,

但这并不意味着新妈妈凡事都要亲历亲为,十全十美。让家人分担家务,或请保姆帮忙,量力而行,给自己一些空间,新妈妈才能摆脱疲劳和失意。

(6)亲子乐趣:新妈妈们不要只沉浸于不断付出的苦恼,而要学会从宝宝的成长中寻找乐趣,比如随手记录宝宝趣事,给未来留一份珍贵的回忆;定时给宝宝照相,办一个"宝宝成长摄影展";多做亲子抚触,和宝宝说话,对宝宝唱歌,宝宝天真的笑脸会是新妈妈情绪最好的"抚慰剂"。

(7)适当娱乐:新妈妈为了专心育儿,通常停止一切娱乐,但这样做会加重忧郁。不妨偶尔给自己放个假,让家人照管宝宝,自己去逛逛街,看场电影,参加个聚会,让精神呼吸点新鲜空气。

(8)积极学习:因为做了母亲,自己局限于家庭的小天地,和社会脱节,这是不少新妈妈担忧的。其实,妈妈们也可以寻找点滴的时间学习,比如收看电视新闻,经常读书看报,保持对新知识的探求欲,保持对事业的进取心,有追求的人生才不会委靡不振。

六、哺乳期安全用药

1. 孕期及哺乳期有哪些禁用或慎用药

哺乳期用药应该严格遵守哺乳期及新生儿期的用药原则,同样还需要考虑以下几方面的因素:是否有影响乳汁分泌的药物,药物能否进入乳汁及对婴儿的影响,哪些是哺乳期药物选用,哪些是哺乳期禁用药物。几乎能通过胎盘的药物均能通过乳腺进入乳汁,因此孕期不适宜用的药物哺乳期及新生儿期也不宜应用。哺乳期的产妇用药前应该与产科医生联系,如无必要尽量不予用药;如哺乳期必须用药,同时所服药物已确定对产妇及新生儿无明显影响时,也应尽量避开血药浓度高峰期再哺乳,以减少乳汁中的药物浓度;如不能肯定药物的安全性,应暂停哺乳,需长期服药者,应予回奶。

以下介绍一些已经对胎儿及新生儿有害的药物,为孕期及哺乳期的禁用、慎用药。

(1)已经肯定有致畸作用的药物:①各种抗肿瘤药物:如氮芥、环磷酰胺等。②激素类药物:其中包括糖皮质激素及雌、孕激素。③降糖类药物:如甲苯磺丁脲(甲糖宁)、氯磺丙脲、苯乙双胍等。④镇静及麻醉药物:如氯氮(利眠宁)、地西泮(安定)、反应停等。

(2)可能致畸的药物:①抗癫痫药物。如苯妥英钠。②抗甲状腺药物。如硫氧嘧啶、甲巯咪唑等。③维生素类药物:如维生素A和维生素D,且不可在孕期盲目大量应用。④在常用的抗生素中链霉素、四环素、庆大霉素、卡那霉素、氯霉素、喹喏酮类等药物均有致畸的可能,孕产妇应慎用。

(3)中药也不可滥用:虽然中药比较温和安全,其毒副作用较小,但是在孕期,同样不可滥用中药,因许多中药可以导致畸形、流产、早产甚至死胎,中药亦应在医生的指导下正确使用。

2. 哺乳期的用药原则包括哪些

(1)不可自己随意乱服药:有些药物对宝宝是安全的,有的药物却会产生不良反应甚或非常严重的不良反应,如病理性黄疸、发绀、耳聋、肝肾功能损害或呕吐等。因此,哺乳期一定要慎重使用药物。明智的做法是需要用药时,应向医生说明自己正在喂奶,尽量使用不能通过乳汁的药,不可自己随意乱服药。

(2)不应随意中断哺乳:除了少数药物在哺乳期禁用外,其他药物在乳汁中的排泄量很少超过妈妈用药量的1%~2%,这个剂量不会损害宝宝的身体,对于使用安全的药,不应该中断哺乳。

(3)服药后调整哺乳时间:使用药物时,为了减少宝宝吸

六、哺乳期安全用药

收药量,妈妈可在哺乳后马上服药,并尽可能推迟下次哺乳时间,至少要间隔4小时,以便更多的药物排出妈妈体外,使乳汁中的药物浓度达到最低。

(4)不宜使用避孕药:避孕药中含有睾酮、黄体酮及雌激素类衍生物等,这些物质进入妈妈体内,会抑制泌乳素生成,使乳汁分泌量下降,分泌的母乳不够宝宝吃。而且,避孕药物中的有效成分会随着乳汁进入宝宝体内,使男婴乳房变大及女婴阴道上皮增生。因此,哺乳期不宜采取药物避孕的方法。

(5)不可滥用中药:有些中药对产后的妈妈有滋阴养血、活血化淤的作用,可增强体质,促进子宫收缩和预防产褥感染。但有些中药会进入乳汁中,使乳汁变黄,或有回奶作用,如大黄、炒麦芽、逍遥散、薄荷等。宫血宁胶囊可用于产后或流产后宫缩不良出血,但是处于哺乳期的女性应该停止喂哺,停母乳1周的时间,在此期间是可以吃宫血宁胶囊的。当然,如果要继续哺乳的话,应待停止治疗后再喂奶,以免药物影响宝宝。

3. 哺乳期服用哪些药物应格外警惕

(1)长期服用镇静催眠药,可引起婴儿嗜睡和生长发育迟缓。

(2)服用治疗"甲亢"的硫氧嘧啶可以引起婴儿甲状腺功能减退。

(3)服用甲苯磺丁脲可使婴儿的胰岛功能下降。

(4)服用四环素后可诱发婴儿过敏反应和耐药菌株的产生,同时与儿童新形成骨和牙齿中所沉积的钙相鳌合,引起牙色素沉着、牙釉发育不全,进而易发生龋齿。

(5)异烟肼的乙酰化代谢物对婴儿有肝毒性;磺胺药和呋喃妥因可引起婴儿溶血性贫血。如果婴儿缺乏葡萄糖-6-磷酸脱氢酶,母亲不仅口服伯氨喹可引起婴儿中毒,就是吃蚕豆也能引起急性溶血。

(6)在动物实验中,发现喹诺酮类药能造成幼犬的承重关节损伤,所以儿童和哺乳期都不能服用诺氟沙星、环丙沙星、依诺沙星、氧氟沙星、左氧氟沙星等。此外,母亲在哺乳期绝对不能应用抗精神病药、抗癌药,不能酗酒或吸毒。哺乳期用药的原则有三条:第一,尽量减少药对子代的影响。第二,由于人乳是持续地分泌并在体内不潴留,母亲如需服药,要在服药后 6 小时(药物的一个血浆半衰期)再喂奶。第三,如药物对孩子影响太大则停止哺乳,暂时由人工喂养替代。

4. 哺乳期妈妈用药应注意哪些细节

感冒发热、腹泻、过敏这些常见病几乎每个人都会遇到,对症服药能解决大部分问题,但对于哺乳期的妈妈来说就没那么简单了。因为虽然经过妈妈体内代谢循环后,多数药物在乳汁里还有微量存在。因此,在哺乳期使用药物时,需要注意药物的特性,否则乳汁就变成"药汁"了。在哺乳期,妈妈用药应把握以下五项原则:

六、哺乳期安全用药

(1)选择疗效好、半衰期短的药物。

(2)用药尽可能用最小的有效剂量,不要随意加大剂量。

(3)可在哺乳后立即用药,并适当延迟下次哺乳时间,有利于婴儿吸吮乳汁时避开血药浓度的高峰期。

(4)避免应用禁用药物,如必须应用,应停止哺乳。

(5)服用慎用药物时,应在临床医师指导下用药,并密切观察婴儿的反应。如果妈妈必须用药,但该药对婴儿的安全性又未能证实,应暂停哺乳或改用人工喂养。

5. 哺乳期妇女用药禁忌

当哺乳期妇女用药的时候,往往只着重考虑药物是否影响乳汁分泌,很少考虑药物对婴儿的影响,或者根本不知道哪些药物对婴儿有影响。事实上很多药物可随母亲乳汁进入婴儿体内,而对乳婴产生作用;尽管有的药物进入乳汁的浓度很低,但对于体质身嫩的乳婴来说,其祸害甚大。以下药物是哺乳期应忌用或慎用的。

(1)能回乳的药物。中药炒麦芽、花椒、芒硝等,西药左旋多巴、麦角新碱、雌激素、维生素 B_6、阿托品类和利尿药物,这些药能使母亲退乳。故在哺乳期中不可轻易服用。

(2)青霉素族抗生素。包括青霉素、新青霉素Ⅱ、新青霉素Ⅲ,氨基苄青霉素等各种青霉素。这类药很少进入乳汁,但在个别情况下可引起婴儿过敏反应,应予以注意。

(3)磺胺类药物,如复方新诺明、磺胺异恶唑、磺胺密啶、磺胺甲基异恶唑、磺胺甲氧吡嗪、磺胺脒、丙磺舒、双嘧啶片、制菌磺、甲氧苄啶、琥珀磺胺噻唑等。这类药物属弱酸性,不易进入乳汁,对婴儿无明显的不良影响。但是,鉴于婴儿药物代谢酶系统发育不完善,肝脏解毒功能差,即使少量药物被吸收到婴儿体内,也能产生有害影响,导致血浆内游离胆红素增多,可使某些缺少葡萄糖6-磷酸脱氢酶的婴儿发生溶血性贫血,所以,在哺乳期不宜长期、大量使用,尤其是长效磺胺制剂,更应该限制。

(4)异烟肼(雷米封)。对婴儿尚无肯定的不良作用,但由于抗结核需长期使用,为避免对婴儿产生不良影响,最好改用其他药物或停止哺乳。

(5)甲硝唑(灭滴灵)。为广谱抗菌药,对婴儿的损害尚未肯定,应慎用。

(6)氯霉素。婴儿特别是新生儿,肝脏解毒功能尚未健全,若通过乳汁吸入氯霉素,容易发生婴儿中毒,抑制骨髓功能,引起白细胞减少甚至引起致命的灰婴综合征,应禁用。

(7)四环素和多西环素。这两种药都是脂溶性药,易进入乳汁。特别四环素可使婴儿牙齿受损、珐琅质发育不全,引起永久性的牙齿发黄,并使婴幼儿出现黄疸,所以也应禁用。

(8)氨基比林及含氨基比林的药物。如索米痛片、撒烈痛片、阿尼利定(安痛定)等,能很快进入乳汁,应忌用。

(9)影响婴儿听力的药物。硫酸阿托品、硫酸庆大霉素、硫酸链霉素等药物在乳汁中浓度比较高,可使婴儿听力降低,应忌用。

(10)抗甲状腺药物。甲硫氧嘧啶,可以由母及子而抑制

六、哺乳期安全用药

婴儿的甲状腺功能,口服硫脲嘧啶,可导致婴儿甲状腺肿和颗粒性白细胞缺乏症。故应禁用。

(11)抗病毒药金刚烷胺,常有人用于抗感冒。哺乳期服此药后,可致婴儿呕吐、皮疹和尿潴留,应禁用。

(12)哺乳期母亲患了癌瘤应停止哺乳,否则抗癌药随乳汁进入婴儿体内会引起骨髓抑制,出现粒性白细胞减少。

(13)需用抗凝血药时,不能用肝素,以免引起新生儿凝血机制障碍,发生出血。以用双香豆素乙酯为宜。

(14)皮质激素类、黄体激素类、新生霉素和呋喃咀啶应禁用,否则使婴儿发生黄疸或加重黄疸、溶血等。

(15)哺乳期应禁止过量饮酒和吸烟、大量饮水、喝啤酒,禁用利尿剂(如呋塞米等)和作用猛烈的泻药。

(16)水杨酸类药物在产前服用,可使产妇的产程延长,产后出血增多,新生儿也发生出血。若在哺乳期服用,则可使哺乳婴儿出现黄疸。故应慎用。

(17)溴化物是通过血浆进入乳汁,哺乳期服用此药,婴儿可出现嗜睡状态,有的婴儿还出现皮疹。

(18)镇静药中如苯巴比妥、异戊巴比妥等通过血浆乳汁屏障后,在婴儿肝脏脑内浓度较高,长期用药时一旦停药则婴儿可出现停药反应,表现不安定、睡眠时有惊扰、过多啼哭及抖动等。安定也可通过乳汁使婴儿嗜睡、吸水力下降,因婴儿排泄药物较慢,此种药物作用可持续1周之久。故哺乳期不可服用镇静药。

(19)缓泻药应忌用。迄今还没发现哺乳期妇女服药后药量既不移向乳汁又能改变大便性状的理想药物,象较常用的鼠美季皮等缓泻药即可转移到乳汁使婴儿腹泻。

(20)口服避孕药。可有1.1‰的药量移向乳汁,但已失去避孕药中雌激素的活性,对哺乳婴儿无直接毒性反应。可是药物能使母乳分泌减少,并影响母乳成分,使母乳中蛋白质、脂肪、钙质减少。因此,哺乳期不宜服用避孕药。

6. 哺乳期能服宫血宁胶囊吗

在了解这个问题之前,首先应该介绍一下宫血宁胶囊这种药物。宫血宁胶囊的主要成分为重楼。具有凉血止血,收涩止血,清热除湿,化瘀止痛的功效,主要用于崩漏下血,月经过多,产后或流产后宫缩不良出血及子宫功能性出血属血热妄行证者。以及慢性盆腔炎之湿热瘀结所致的少腹痛、腰骶痛、带下增多等症。如果是月经过多或子宫出血期应口服。每次1～2粒,每日3次,血止停服;如果是慢性盆腔炎,服用方法为每次2粒,每日3次,四周为1个疗程。

俗话说:"是药三分毒"。一般来讲,哺乳期最好不要服用药物,宫血宁胶囊也一样。如果病情需要,可以停止喂哺,停母乳1周的时间,在此期间可以吃宫血宁胶囊。当然,如果要继续哺乳的话,应待停止治疗后再喂奶,以免药物影响婴儿。停止喂奶期间要定时把奶汁吸出来,以免回奶。

7. 哺乳期能服避孕药吗

避孕药可使乳汁分泌减少,并降低乳汁的质量,还能进入

六、哺乳期安全用药

乳汁,对哺乳婴儿产生不良影响,所以哺乳期妇女不宜服用。

哺乳期尤其不适宜选用含雌激素口服避孕药。因为摄入雌激素可引起哺乳期妇女的胃肠道反应,影响食欲,导致乳汁中脂肪和微量元素、蛋白质的含量下降,对婴儿生长发育有很大影响。同时,含有雌激素的乳汁被婴儿摄入,可使女婴出现阴道上皮增生、阴唇肥厚、男婴乳房发育等副性征的异常,需要严格对待。避孕药物的副作用是非常大的,长期服用的话,很可能导致一些不良反应。会出现内分泌紊乱,月经失调,严重的话还可能导致闭经出现,所以说不要总是服用避孕药物。最好是采取其他的避孕方法,比如说戴避孕套就是非常好的避孕方法。

哺乳期女性可以采取的其他避孕措施包括:宫内节育器、男用避孕套、外用避孕药(杀精剂)、绝育手术。

8. 哺乳期能服阿胶补血冲剂吗

哺乳期能吃阿胶补血冲剂,不仅不会影响孩子吃奶和健康,而且奶汁还会多,能增强孩子的抵抗力和免疫力,对大人和孩子都有好处。因为阿胶补血冲剂是纯中药制剂,可起到健脾益气,滋阴补血的作用,适合于产后体虚者使用。吃了阿胶补血冲剂,大人气血旺盛,化生奶汁多,孩子得到充分奶汁滋养,就会发育成长快,大脑得到很好滋养,就会聪明,阿胶补血冲剂成分很多,能提高免疫力和抵抗力,所以大人和孩子吃了都会提高免疫力和抵抗力的。阿胶有些腻,如果脾胃虚弱,消化不好的话,可以改为饭后1个小时服用,可以避免阿胶腻胃的作用,脾胃好,就最好饭前1个小时服用,属于补益药,空腹效果更好。

9. 饮食补钙是最佳方案吗

食补是最好的补钙方法。钙的来源一是药物,另外就是食物里的钙,钙含量最丰富的就是奶制品如牛奶、酸奶。1毫升牛奶里面含有1毫克钙,如果每天喝250毫升牛奶、200毫升酸奶,就有400多毫克的钙,能够保证需要了,再加上各种蔬菜、虾皮等其他食物,这些含钙量也是丰富的。如果总的量还不够,再补充一些钙片。

10. 哺乳期能服三九胃泰颗粒吗

三九胃泰颗粒为中成药,功效是消炎止痛,理气健胃。用于浅表性胃炎,糜烂性胃炎。主要成分:三丫苦,九里香,白芍,地黄,木香等。三九胃泰颗粒对胃炎各类病变有显著的治疗作用和预防效果,有显著的止血和抗溃疡功效。对胃肠功能紊乱有调节作用,使其恢复正常。因此,对精神紧张引起的胃肠功能紊乱有积极治疗和预防功效。另外,三九胃泰颗粒有促进胃合成蛋白质代谢作用,并有抑制和吸附胃蛋白酶的作用,故有利于胃溃疡创面的修复。三九胃泰颗粒还能显著地促进胸腺核蛋白、胸腺 RNA、脾脏 RNA 的合成,故有增强免疫功能和免疫调节作用,从而有利于慢性胃炎的康复。

六、哺乳期安全用药

哺乳期使用药物时,一定要向医生说明自己正在喂奶的情况,尽量使用不能通过母乳的药物,不可自己随意乱服药。三九胃泰颗粒为中成药,毒副作用较小,安全系数较高,乳母可在医师指导下服用。服药时注意调整喂奶时间,最好在哺乳后马上服药。并且,要尽可能地推迟下次给宝宝喂奶的时间,至少要间隔 4 个小时。

11. 哺乳期阴道炎如何用药治疗

对于哺乳期阴道炎治疗患者首先要合理使用抗生素,在使用抗生素的同时,进行相应的物理治疗,以达到理想效果。但这并不说明炎症已痊愈,而是病原体暂时受到了抑制。患者千万不要就此停药,而是应该遵照医生嘱咐,完成治疗疗程,月经期可以暂停用药。

阴道上药是治疗阴道炎最常见的方法,也是对哺乳期女性影响最小的方法:清洁外阴;用阴道冲洗器冲洗阴道,将里面的分泌物全部清洗干净;如果在家里,清洁外阴和阴道一般用清水就可以,或者用温的生理盐水,药店应该可以买到,在医院一般是用碘伏溶液或者苯扎溴铵(新洁尔灭);用药物包装里专用的给药器把药物放在阴道最深处,也就是感觉投药器放到底了才可以推药,然后退出给药器。需要注意的是必须在医生的指导下用药。

哺乳期阴道炎还应当注意:大人的内衣与孩子的用品要分开清洗,分不同的盆来清洗。衣物、被褥及床上用品要经常晒太阳,保持干燥,这样一般不会感染孩子,另外,内衣跟袜子要分开洗。平时要注意保持阴部清洁,每日用清水清洗外阴,建议您在正规医院的医生指导下选择用药治疗。

12. 哺乳期怀孕可以进行药物流产吗

较常见的人流方式是人工流产和药流,药物流产是指在受孕40天之内口服米非司酮终止早期妊娠。近年来已广泛应用于临床,很受女性欢迎。药物流产应用方便,可在家服药,不做手术,痛苦小,效果可靠,可避免人工流产所引起的痛苦和并发症。

但是药物流产也有它的副作用和危险性。药物流产的副作用虽少,但也最容易引起月经失调,表现为月经周期缩短或延长,月经量增多。对于哺乳期的女性来说,最大的影响就是对乳汁的影响。因为,药物的成分会通过乳腺进行排放,在哺乳时被婴儿吸收,婴儿对药物的代偿能力较弱,乳汁中的药物会对宝宝身体造成不良影响。

哺乳期怀孕最好不要采取药流的方式。而且目前医学上规定,药物流产只能在具有一定设备的医疗保健机构中使用,因为在胚胎排出不完全时可引起出血多或出血时间较长或大出血,需进行手术清宫,并且可能需要抗感染,输液和输血治疗。所以,应该由有经验的妇产科医生根据具体情况来决定流产方式。

13. 哺乳期能服吗丁啉吗

吗丁啉(多潘立酮片),主要用于治疗伴有胃排空缓慢及食管反流的消化不良,及由于偏头痛、血液透析、手术后及放射治疗等各种原因所引起的呕吐、恶心、打嗝。

研究表明,哺乳期妇女乳汁中多潘立酮的浓度为其相应血浆浓度的10%～50%,但乳汁中不会超过10纳克/毫升。哺乳期妇女在服用本品达最高推荐剂量时,乳汁中多潘立酮的总量低于7微克/日,尚不知是否会对新生儿产生危害。因此哺乳期服用本品时,建议不要哺乳。

那么哺乳期妇女有出现胃胀、消化不良怎么办呢?要保持生活规律,饮食定时定量,易消化,进食细嚼慢咽,不宜过饱,忌生冷与刺激性食物等。应科学地安排好膳食,食物中应有充足的热量、生理价值较高的蛋白质、丰富的无机盐和维生素及充足的水分等。进食量上应掌握好,量要适宜,不是越多越好;在食物选择上也要合理,要营养均衡,不要偏食;在烹调方法及食物调配上应多样化,经常变化,且每餐要干稀搭配、荤素搭配。另外,保持良好的情绪,放松精神,适量运动,对功能性消化不良引起的腹胀很重要。

14. 哺乳期贫血服补血药可以继续哺乳吗

可以,贫血那就要赶紧的把血色素补起来,要不宝宝吃你的奶也会跟着你贫血的,多吃点补血的食品,最好不要吃药,从食物里补,如动物肝脏,红枣煮红豆,或者芝麻黑豆浆,将花生仁、黑豆、芝麻打成浆,煮开喝,有养血之效。

15. 在哺乳期还需服叶酸吗

叶酸主要是预防胎儿先天性神经管畸形的,一般都是育龄妇女从计划怀孕起至怀孕后三个月末服用。在哺乳期最好不要服叶酸片。如果在妊娠期、哺乳期妇女为了预防贫血需要补充叶酸,最好是在医生的建议和指导下服用。

七、哺乳期妈妈膳食指导

1. 哺乳期应当怎样补充营养

哺乳期妈妈应该多吃清淡而富营养的高蛋白质和汤汁类食物,比如红枣大米粥,大米濡养,红枣活血,这是哺乳期妈妈的最佳饮食之一。并适当补充维生素和铁剂,以营养支持,防止感染的发生。有些产妇为了保持体型的健美,会在产后马上节食。这其实也是产后饮食的大忌。产后所增加的体重,主要为水分和脂肪,如哺乳,这些脂肪根本就不够。产妇还要吃钙质丰富的食物,每天最少要吸收 11 760 千焦的热量,才能满足产妇与新生儿两个人的生长消耗。

哺乳期的妈妈应有下列营养成分:牛奶每日 1 千克。可以是鲜奶、低脂乳、无脂乳、炼乳或奶粉,分 6 次喝。为了保证能摄取足够的维生素 C,其中有 2 次必须将水果和蔬菜生吃,还有 2 次应食用橘子、葡萄柚、番茄、生卷心菜或浆果。为保证足够的维生素 A,应该食用一种深绿叶蔬菜或淡黄叶蔬菜。每天至少 1 顿肉,家禽或鱼,量大一些,最好 2 顿。动物肝脏的营养价值特别高,应该偶尔吃一点。鸡蛋每天 1 个。谷类食物和面包每日 3 次,应该吃含各种维生素 B 的纯谷类食物。还要补充点维生素 D 制剂,以保证饮食中钙质的吸收。

2. 有什么食物可以达到通乳和催乳的效果

产妇在刚分娩后,脾胃功能尚未恢复,乳腺开始分泌乳汁,乳腺管还不够通畅,不宜食用大量油腻催乳食品。在烹调中,少用煎炸多取易消化的带汤的炖食物,以偏淡为宜,遵循"产前宜清产后宜温"的传统,少食寒凉食物,避免进食影响乳汁分泌的麦芽、麦乳精、啤酒等。

新鲜的虾爬子是不错的选择,其富含磷、钙,适量食用对婴儿、产妇有补益功效,对宝宝的肤质和发育也有好处。过敏体质的产妇最好不要吃,普通产妇也不能食用过量。

如果妈妈乳汁不足,可以试试采用下面的食疗方法:丝瓜鲫鱼汤(活鲫鱼,丝瓜也可换成豆芽或通草);清炖乌骨鸡(活乌鸡,枸杞子);芪肝汤(猪肝、黄芪);花生仁炖猪爪(猪爪、花生仁);母鸡炖山药(活母鸡、山药、黄芪、党参、红枣);熘炒黄花猪腰子(猪腰子、干黄花菜)等。

3. 优质母乳包括哪五大类营养

(1)充足的糖类:妈妈和宝宝能量的来源。米、面、杂粮、土豆、番薯等含有丰富的糖类,哺乳期间要比平日多吃些。

(2)优质的蛋白质:蛋白质是宝宝生长发育的基础。鱼、禽、肉及动物内脏、蛋、奶及豆制品等可以提供优质的

七、哺乳期妈妈膳食指导

蛋白质。

（3）适量的脂肪：脂肪不但可以提供能量，还可以提供脂肪酸，参与婴儿的大脑发育。

（4）足够的矿物质：瘦肉、血豆腐、肝等含铁的食物可预防乳母贫血；牛奶、豆类、芝麻酱等含钙食物可促进宝宝骨骼的生长发育；海带、紫菜等海产品可以提供碘。

（5）必需的维生素：深绿色，黄红色蔬菜及水果，可提供维生素 A；适当地晒太阳可补充维生素 D；瘦肉、蛋、肝、粗粮、蘑菇等可提供维生素 B；新鲜水果特别是鲜枣、山楂、猕猴桃等含维生素 C 丰富。

4. 哺乳期妇女吃什么水果好

水果，不仅能增加营养，帮助消化，补充维生素和矿物质，有些水果还有一些特殊的医疗作用，对哺乳期的妈妈和宝宝的身体健康都很有帮助作用。

（1）香蕉：香蕉中含有大量的纤维素和铁质，有通便补血的作用。产妇哺乳期多爱卧床休息，胃肠蠕动较差，常常发生便秘。再加上产后失血较多，需要补血，而铁质是造血的主要原料之一，所以吃些香蕉能防止产后便秘和贫血。摄入的铁质多了，乳汁中铁质也多，对预防婴儿贫血也有一定的帮助作用。

（2）橘子：橘子中含维生素 C 和钙质较多，维生素 C 能增强血管壁的弹性和韧性，防止出血。产妇生孩子后子宫内膜有较大的创面，出血较多。如果吃些橘子，便可防止产后继续出血。钙是构成婴儿骨骼牙齿的重要成分,产妇适当吃些橘子,能够通过产妇的乳汁把钙质提供给婴儿,这样不仅能促进婴儿牙齿、骨骼的生长,而且能防止婴儿发生佝偻病。另外,橘核、橘络(橘子瓣上的白丝)有通乳作用,产妇乳腺管不通畅时,除可引起乳汁减少外,还可发生急性乳腺炎,影响对婴儿的喂养。吃橘子能够避免以上现象的发生。

(3)山楂:山楂中含有丰富的维生素和矿物质,对哺乳期的妈妈有一定的营养价值。山楂中还含有大量的山楂酸、柠檬酸,能够生津止渴、散瘀活血。产妇生孩子后过度劳累,往往食欲不振、口干舌燥、饭量减少,如果适当吃些山楂,能增进食欲、帮助消化、加大饭量,有利于身体康复和哺喂婴儿。另外,山楂有散瘀活血作用,能排出子宫内的瘀血,减轻腹痛。

(4)红枣:红枣中含维生素 C 最多,还含有大量的葡萄糖和蛋白质。中医学认为,红枣是水果中最好的补药,具有补脾养胃、益气生津、调整血脉、和解百毒的作用,尤其适合产后脾胃虚弱、气血不足的人食用。其味道香甜,吃法多种多样,既可口嚼生吃,也可熬粥蒸饭熟吃。

(5)桂圆:桂圆又叫龙眼,是营养极其丰富的一种水果。中医学认为,桂圆味甘、性平、无毒,入脾经心经,为补血益脾之佳果。产后哺乳期体质虚弱的人,适当吃些新鲜的桂圆或干燥的龙眼肉,既能补脾胃之气,又能补心血不足。

5. 哺乳期有什么补血的食疗方

(1)菠菜鸭血汤

材料:菠菜80克,鸭血50克,嫩豆腐20克,枸杞20克。

七、哺乳期妈妈膳食指导

做法:先将鸭血、豆腐切成薄片。锅中放少许油,放葱末、姜末炒后,加入鸭血、豆腐翻炒片刻,然后加枸杞和适量清水。待水沸2分钟后,加菠菜和调料即可。

功效:该汤富含铁、钙、蛋白质和维生素,热量较低,不仅可以纠正贫血,还有清火通便作用。

(2)首乌大枣粥

材料:熟何首乌30克,红枣5克,糯米100克,红糖20克。

做法:何首乌洗净,切成薄片,煎汁后滗去药渣,留取药汁备用。大枣、糯米洗净,放入药汁中小火煮成粥,吃的时候放红糖。

功效:此粥中红糖、大枣有补铁作用,何首乌补血、生精、通便,糯米补中益气,适合贫血、头发早白、大便秘结的人食用。

(3)八宝养血粥

材料:糯米100克,薏苡仁30克,赤小豆20克,红枣10个,莲子10克,桂圆15克,生山药20克,白扁豆10克。

做法:将薏苡仁、赤小豆、白扁豆先泡2小时。然后将这八味食物放高压锅中,加水2 500毫升左右。加压煮至上汽,改小火煮15分钟即可。

功效:粥中桂圆、莲子可补脾养血,大枣、糯米益胃,赤小豆、薏苡仁等健脾利湿,适合气虚懒言、大便次数多的人食用。

(4)胡萝卜炒猪肝

材料:胡萝卜、猪肝各100克,水发黑木耳30克。

做法:胡萝卜切成菱形,猪肝剔去筋膜,切片,用料酒、胡椒粉、盐、淀粉拌一下。锅中放油,将拌好的猪肝放入八分热的油中过一下,变色盛出。然后炒姜、蒜,加胡萝卜、木耳翻炒,熟时放入猪肝。出锅时放少许蒜苗或青椒丝,色香味更浓。

功效:这道菜益气补血,适合血虚、面色萎黄者服用。

(5)排骨花生汤

材料:猪小排 500 克,生干花生仁 80 克,胡萝卜 100 克,生姜 30 克。

做法:先将剁成块的排骨放开水中氽一下,然后与泡好的花生、切成小方丁的胡萝卜一起放高压锅中,加十几粒花椒和生姜片,盐适量,清水 3 000 毫升。高压锅加压煮至上汽,转小火煮 20 分钟。食用时加少许味精,味道更好。

功效:此汤蛋白含量较高,荤素搭配合理,味道清香可口,适合所有产后贫血者食用。

6. 哺乳期应多吃哪些食物

(1)莲藕:莲藕中含有大量的淀粉、维生素和矿物质,营养丰富,清淡爽口,健脾益胃,润燥养阴,行血化淤,清热生乳,是祛淤生新的佳蔬良药。哺乳期多吃莲藕,能及早清除腹内积存的淤血,增进食欲,帮助消化,促使乳汁分泌,有助于对新生儿的喂养。

(2)黄花菜:黄花菜中含有蛋白质及矿物质磷、铁、维生素 A、维生素 C 及甾体化合物,营养丰富,味道鲜美,尤其适合做汤用。中医典籍记载,黄花菜有消肿、利尿、解热、止痛、补血、健脑的作用,产褥期产妇容易腹部疼痛、小便不利、面

七、哺乳期妈妈膳食指导

色苍白、睡眠不安,多吃黄花菜可消除以上症状。

(3)黄豆芽:黄豆芽中含有大量蛋白质、维生素C、纤维素等,蛋白质是组织细胞的主要原料,能修复产后损伤的组织,维生素C能增加血管壁的弹性和韧性,防止产后出血,纤维素能润肠通便,防止产妇发生便秘。

(4)海带:海带中富含碘和铁,碘是合成甲状腺素的主要原料,铁是制造血细胞的主要原料,哺乳期多吃这种蔬菜,能增加乳汁中碘和铁的含量,有利于新生儿的生长发育,防止发生呆小病。

(5)莴笋:莴笋是春季的主要蔬菜之一,含有多种营养成分,尤其富含钙、磷、铁,能助长骨骼,坚固牙齿。中医学认为,莴笋有清热、利尿、活血、通乳的作用,尤其适合产后少尿及无乳的产妇食用。

7. 哺乳期催乳药膳有哪些

哺乳期的妈妈每天饮食一般应包括:粮食500~700克,蛋类200克(4个),肉类200~250克,豆制品50~100克,牛奶250毫升,汤水1 000~1 500毫升,蔬菜500克(其中绿叶菜不少于250克)。产妇哺乳期的食疗,也应根据生理变化特点循序渐进,不宜操之过急。如果妈妈乳汁不足,可以试试采用下面这些食疗方法催乳。

(1)莴苣子粥

材料:莴苣子15克,甘草6克,粳米100克。

做法:将莴苣子捣碎,加甘草,再加水200毫升同煮,煮至水剩余100毫升时,滤汁去渣。将滤汁、粳米一同入锅,加水同煮,米烂即成。

功效:莴苣子是菊科植物莴苣的种子,以颗粒饱满、干燥无杂质者为佳。它性味苦寒,能下乳汁,通小便。甘草性味甘平,能和中缓急,调和诸药。粳米粥被誉为"世间第一补人之物"。三物合用,是很好的催乳药膳。

(2)山甲炖母鸡

材料:老母鸡1只,炮穿山甲60克,葱、姜、蒜、五香粉、精盐等各适量。

做法:母鸡去毛及内脏,穿山甲砸成小块,填入鸡腹内。入锅,加水及调味料,炖至肉烂脱骨即可食用。

功效:穿山甲性味咸凉,通经下乳。李时珍在《本草纲目》中写道"穿山甲、王不留,妇人食了乳长流,亦言其迅速也"。鸡肉营养丰富,性味甘温平,既补气,又补血。

(3)花生粥

材料:花生仁30克,通草8克,王不留行12克,粳米50克,红糖适量。

做法:先将通草、王不留行煎煮,去渣留汁。再将药汁、花生仁、粳米一同入锅,加水熬煮。待花生仁、粳米煮烂后,加入红糖即可食用。

功效:通草性味甘淡凉,入肺胃经,能泻肺、利小便、下乳汁。王不留行是石竹科植物麦蓝菜的种子,性味苦平,二药合用治疗乳汁不足,疗效更佳。

(4)炒黄花猪腰子

材料:猪肾(腰子)500克,黄花菜50克,淀粉、姜、葱、

七、哺乳期妈妈膳食指导

蒜、味精、白糖、植物油、精盐各适量。

做法:将猪肾一剖为二,剔去筋膜腺腺备用。锅烧热后,放食用油,放葱、姜、蒜入锅煸香,再放入腰花爆炒片刻,至猪腰子变色熟透时,加黄花菜、精盐、糖再炒片刻,加淀粉勾芡拌匀,最后加味精即成。

功效:中医理论,猪肾性味咸平,主治肾虚腰痛,身面水肿。黄花菜性味甘平,能补虚下奶,利尿消肿。另外,黄花菜根亦有催乳作用。本药膳适合于肾虚导致的缺乳。

(5)王不留行炖猪蹄

材料:猪蹄3～4个,王不留行12克,调味料若干。

做法:将王不留行用纱布包裹,和洗净的猪蹄一起放进锅内,加水及调味料煮烂即可食用。

功效:猪蹄性味甘咸平,常用以治疗乳汁不足。加上王不留行,对缺乳具有良好的疗效。

(6)鲜鲤鱼粥:活鲤鱼1条(约500克)去鳞除内脏后切成小块,与白米或小米一起煮粥。粥内不放精盐,淡吃。如用鲤鱼1条煮汤,放入少许酱油,但不放精盐,吃肉喝汤,催乳效果亦佳。

(7)猪骨通草汤:猪骨(腔骨、排骨、腿骨均可)500克,通草6克,加水适量,熬2小时得猪骨汤约1小碗,加入少许油,1次喝完,每日1次,连服3～5天。

(8)鲫鱼汤:鲜鲫鱼500克,去鳞、鳃除内脏,加黄豆芽60克(或通草6克,中药店有售),煮汤喝,每日2次,吃鱼汤,连服3～5天。鲫鱼汤宜淡食。

(9)丝瓜鲫鱼汤:活鲫鱼500克,洗净、背上剖十字花刀。

两面略煎后,烹黄酒,加清水、姜、葱等,小火焖炖20分钟。丝瓜200克,洗净切片,投入鱼汤,旺火煮至汤呈乳白色后加精盐,3分钟后即可起锅。具益气健脾、清热解毒、通调乳汁之功。如根据口味和习惯,将丝瓜换成豆芽或通草,效果亦相仿。

(10)清炖乌骨鸡:乌骨鸡肉1000克,洗净切碎,与葱、姜、精盐、酒等拌匀,上铺党参15克,黄芪25克,枸杞子15克,隔水蒸20分钟即可。主治产后虚弱,乳汁不足。

(11)芪肝汤:猪肝500克,切片洗净,加黄芪60克,放水适量同煮。烧沸后加黄酒、精盐等调料,用小火煮30分钟。适宜气血不足之少乳者。

(12)花生炖猪爪:猪爪2个,洗净,用刀划口。花生仁200克,精盐、精葱、姜、黄酒各适量,加清水用大火烧沸后,再用文火熬至熟烂。对阴虚少乳者有效。

(13)母鸡炖山药:母鸡1只,洗净,将黄芪30克,党参15克,山药15克,红枣15克,置入鸡腹,在上浇黄酒50克,隔水蒸熟。1~2天内吃完。可用于脾胃虚弱少乳者。

乳汁不足,不宜操之过急,因为乳腺管还不够通畅,所以最好还是不要吃大量的油腻催乳食品,循序渐进,温补为宜。

8. 新妈妈吃什么可以增加泌乳量

母乳喂养有利于宝宝的健康,有的新妈妈奶水不足,所以可以通过饮食提高母乳的分泌量。

(1)鲤鱼1条,去鳃及肠、杂,不去鳞,加赤小豆100克和

七、哺乳期妈妈膳食指导

姜少许,炖汤食之。

(2)生花生仁适量,煮汤服。

(3)鲤鱼1条,去鳃及肠、杂,加冬瓜适量,煮汤取食。

(4)猪肝500克,黄芪(中药)100克,煮汤,肝熟后除黄芪,食肝饮汤。

(5)鲜木瓜适量,河鱼(品种不论)适量,共煮汤,加调味品服食。

(6)猪蹄1~2只,加花生仁150克,同煮熟,饮汤食花生及诸蹄。

(7)螺肉250克,黄酒适量,蒸后再煮汤服食。

(8)鲜海蜇适量,切碎,煮熟后服1小碗,每日1次。

(9)鲜红薯叶250克,猪五花肉200克,煮后调味取食,每日分2次服完。

(10)鲜带鱼300克(洗净),生木瓜400克(去皮、核),切块。共放锅内加水煨熟,调味后服食

(11)豆腐250克,红糖100克,水煮,加米酒50毫升,1次服完,连服5日。

新妈妈要与新生儿住在一起,这会使泌乳量平均增加约40%。即使乳汁少也应该让孩子吮吸,因为吮吸是一种良好的刺激,可以引起反射性乳汁分泌。完全无奶或部分无奶的产妇,可每天服用胃复安30毫克(每日3次,每次服10毫克),产妇如每3小时喂奶1次,经4天左右就能达到87%的产妇排乳。每次喂奶应尽量把乳房吸空。新妈妈的生活要有规律,精神应该愉快,因为情绪沮丧时奶水就会减少。

9. 产后催奶与回奶的食物有哪些

(1)催奶利奶食物:①炖汤类,如鸡汤、排骨汤、牛肉汤、猪蹄汤、肘子汤等营养丰富,易消化吸收,促进食欲及乳汁的分泌,帮助产妇恢复身体。②鱼汤类,如鲫鱼和鲤鱼营养丰富,味道鲜美,蛋白质含量高,是很好的催奶食品,可以蒸熬,鲜鲤鱼汤或用鲤鱼与大米同煮粥吃。③芝麻富含蛋白质、铁、钙、磷等营养成分,滋补身体,非常适合产妇的营养要求。

(2)回奶伤奶食物:①辛辣食品,如辣椒容易伤津耗气损血,加重气血虚弱,并容易导致便秘,进入乳汁后对婴儿也不利。②麦乳精,是以麦芽作为原料生产的,含有麦芽糖和麦芽酚,而麦芽对回奶十分有效,会影响乳汁的分泌。

10. 哺乳期可以喝绿茶吗

建议最好不要在哺乳期服用,因为绿茶中含有高浓度的鞣酸会被黏膜吸收,进而影响乳腺的血液循环,从而抑制乳汁的分泌,造成奶水分泌不足。而且,宝宝喝了含有绿茶的乳汁会很兴奋,很难入眠。如果原来喜欢喝绿茶,可以适当的少喝一点。

11. 哺乳期可以吃巧克力吗

产妇在产后需要给新生儿喂奶,如果过多食用巧克力,

七、哺乳期妈妈膳食指导

对婴儿的发育会产生不良的影响。巧克力所含的可可碱,会渗入母乳内被婴儿吸收,并在婴儿体内蓄积。久而久之,可可碱能损害婴儿的神经系统和心脏,并使肌肉松弛,排尿量增加,结果会使婴儿消化不良,睡眠不稳,哭闹不停。

哺乳期整天食用巧克力,还可能影响食欲,使身体发胖,而造成必需营养素的缺乏,这不仅会影响产妇的身体健康,也会直接影响吃奶婴儿的生长发育。

12. 哺乳期可以吃螃蟹吗

螃蟹含有优质的蛋白质和碘,具有清热解毒、补骨添髓、养筋接骨、活血祛瘀、利湿退黄、利肢节、滋肝阴、充胃液的功效。在哺乳期适量食用一些是可以的。但螃蟹性寒,且有多种蛋白质和嘌呤碱,容易导致婴儿腹泻或过敏。有时螃蟹中容易有寄生虫和病毒或重金属铅等,我们要慎重地享用螃蟹的美味。因此在哺乳期考虑到母亲和婴儿的健康,一次最好不要贪吃太多,且吃后注意其他的饮食,避免再吃寒凉的食品,加重胃肠的负担而引起腹泻。

哺乳期饮食要非常注意,在哺乳期不能食辛辣,生冷,海鲜,油腻,含糖量和含盐分高的食物也不可食用。另外,哺乳期妈妈食海鲜,很容易导致婴儿皮肤过敏,加重湿疹,还会诱发婴儿自身免疫系统疾病,建议哺乳期以清淡饮食为主,并可多喝些汤类。

13. 哺乳期可以吃雪糕吗

准确地说哺乳期是不能吃雪糕的,吃多了会导致腹泻,即使吃了一点,也会影响到乳汁,容易引起宝宝腹泻或者其他疾病。另外哺乳期女性的胃肠功能较弱,吃过多的生冷食物后容易使胃肠血管突然收缩,胃液分泌减少,消化功能降低,出现腹痛、腹泻等症状。不仅如此,由于哺乳期女性的鼻、咽、气管等呼吸道黏膜往往充血并伴有水肿,如果吃太多雪糕之类的冷饮,充血的血管突然收缩,血液减少,可致局部抵抗力降低,使潜伏在咽喉、气管、鼻腔、口腔里的细菌与病毒乘虚而入,引起嗓子痛哑、咳嗽、头痛等。严重时能引起上呼吸道感染或诱发扁桃体炎。

14. 哺乳期可以吃西瓜吗

西瓜有清热解暑、解烦渴、利小便、解酒毒等功效,果肉含蛋白质、葡萄糖、果糖、苹果酸、瓜氨酸、蔗糖、萝卜素、胡萝卜素、维生素A、维生素B、维生素C等多种营养成分。夏季可以缓解暑热烦渴、小便不利、咽喉疼痛、口腔发炎、酒醉等。

从宝宝肠胃的角度来考虑:有些宝宝的肠胃比较敏感,妈妈吃些凉的东西就可能影响到宝宝,使宝宝拉肚子,甚至出现更严重的情况。因此对于肠胃有问题的宝宝来说,妈妈应该慎重食用西瓜,并且平时要注意增强宝宝的肠胃功能。对于没有肠胃问题的宝宝,妈妈就可以放心食用西瓜了,当

七、哺乳期妈妈膳食指导

然要注意的是西瓜最好是选用新鲜的。

从哺乳期妈妈们的角度来看：西瓜含有大量的营养成分，能够增加哺乳期妈妈的营养，增加乳汁的分泌，更容易下奶。

15. 哺乳期可以吃海鲜吗

海鲜的含汞量很高，孕妇和哺乳期妇女如果常吃海鲜，会影响胎儿和新生儿的神经系统发育，而且某些症状要到孩子7岁甚至是14岁以后才出现。孕妇和哺乳期妇女应少吃海鲜，每周最多1~2次，每次100克以下，而且不要吃金枪鱼、青枪鱼、红甲鱼、剑鱼、旗鱼、鲭鱼和鲨鱼等含汞量高的海鱼。1周吃2~4次河鱼就可以了，而且是鱼油含量高、汞元素含量低的鱼类如鲑鱼。

患有痛风、关节炎和高尿酸血症的病人应少吃海鲜。因为海鲜中嘌呤含量较高，病人吃了以后容易在体内形成尿酸结晶，加重病情。此外，甲状腺功能亢进的病人应少吃海鲜，因为海鲜含碘量较高，过高的碘也会加重病情。

16. 哺乳期可以喝饮料吗

在哺乳期各种饮料可以适当喝一点没有什么关系。先说碳酸型饮料，主要是碳酸能带走人体内的钙质，而哺乳期是很需要钙质的，所以最好不要多喝，更不能当水喝；再说说现在市场上卖的茶饮料，茶叶也不是不能喝，但茶叶里含有的柔酸可以与体内的铁结合形成不被人体吸收的铁质,排出体外,而铁是造血必需的,所以最好不要多喝;再次就是乳饮品了,喝鲜奶、酸奶都是有益的,但乳饮品一般都含有一些香料、乳化剂之类的化学成分,哺乳期还是不要多喝了。对吃的方面要多注意,因为哺乳期妈妈吃的东西是奶的主要来源。

17. 哺乳期喝可乐有什么害处

可乐作为一种碳酸饮料,其含有大量的二氧化碳气体,我们都知道二氧化碳会刺激胃液分泌,容易引起胃酸、腹胀。更会使人的食欲降低。我们要知道哺乳期妈妈最重要的就是营养全面。如果食欲下降,营养跟不上,那么宝宝所喝奶水也就会营养不足。不仅如此,喝过多的碳酸饮料还容易引发心脏病及高血压。

可乐中含有大量的砂糖,一罐355毫升的可乐,大约含有35克糖,相当于140卡热量,相当于半碗饭的热量。不过,只有热量相等,营养素却相差大,因糖只含有热量,其他营养素一点也没有,只会使乳汁的含糖量增大。乳汁含糖量大,对宝宝的健康会造成影响。

可乐中的碳酸易导致骨折的发生,碳酸对钙的新陈代谢和骨质有不利影响,也可能使乳汁中的钙质流失,宝宝缺钙则会影响到骨骼生长。

可乐中含有较高成分的咖啡因,咖啡因渗入乳汁中,会危及宝宝的大脑、心脏等器官,能使宝宝的身体受到伤害。

七、哺乳期妈妈膳食指导

18. 哺乳期女性需要适当摄入健脑食品吗

从宝宝出生到1周岁期间,母乳将是他们的主要食物和营养来源,同时这一阶段又是宝宝大脑发育的关键时期,因此为宝宝提供高质量的母乳是非常重要的。

据研究,0~1岁宝宝的脑重量几乎平均每天增长1 000毫克。出生后6个月内平均每分钟增加脑细胞20万个。出生后第3个月是脑细胞生长的第二个高峰。为了促进宝宝的大脑发育,除了要保证母乳的足量,还要保证母乳的高质量,因此需要给妈妈添加一定量的健脑食品,以保证母乳能为宝宝大脑发育提供充足的营养。

在我们日常的饮食中,有许多食品都具有健脑益智功能,如动物脑、肝、血;鱼、虾、鸡蛋、牛奶;豆腐、豆芽等各类豆制品及豆类;芝麻、核桃、花生仁、松仁;胡萝卜、菠菜、金针菇、黄花菜;香蕉、苹果、橘子;小米、玉米、红糖等都是健脑食品。

19. 哺乳期女性还需要补钙吗

孩子出生了,妈妈如释重负,但还不可以掉以轻心,因为妈妈们还要用乳汁来哺育初生的宝宝,妈妈补足钙量,不但利于自身产后的快速恢复,而且会明显提高乳汁的质量,给宝宝带来优质的高钙乳汁。正常健康的哺乳期妈妈每100毫升乳汁中含有约35毫克的钙,因此宝宝每哺1 000毫升乳汁约会使母体丢失钙300~400毫克,完全哺乳6个月,大约需消耗母体骨骼中4‰~6‰的钙。因此,哺乳期的妈妈应坚持补钙,否则不仅影响宝宝的健康成长,还会影响自身的骨骼健康。

20. 哺乳期妈妈可以喝蜂蜜吗

原本众说纷纭。有赞成的,因为蜂蜜营养价值高,远远超过白糖等糖类食品;也有持反对意见的,则怀疑在哺乳期喝蜂蜜也会分泌到乳汁里去。蜂蜜能清热、补中、解毒、润燥、止痛,生食性凉、能清热;熟食性温,能补中。经研究证实,蜂蜜可促进胃肠道对蛋白质和脂肪的消化,对小儿营养性贫血、婴儿便秘、肝炎等病症都有治疗作用。与蜂王浆不同,蜂蜜不含有生物激素,因此,婴儿食用蜂蜜对生长发育有促进作用。尽量不要给1岁以内的婴儿服用蜂蜜,一旦蜂蜜难以彻底消毒,将对肠胃较弱的婴儿有副作用。哺乳期尽量少喝,婴儿就会吸收得少些,一般说来,哺乳期妇女服用适量蜂蜜或蜂王浆应该可以的,蜂蜜与蜂王浆能有利于改善哺乳期妇女的睡眠与精神状态,改善乳汁的质量,能润畅通便。当然,婴幼儿最好不要吃蜂蜜,因为其含有一定的激素。在孕期及哺乳期可以适当的喝蜂蜜,只要不过量即可,对胎儿和宝宝不会有影响。

21. 乳母食用木瓜鱼尾汤好吗

用料:木瓜750克,鲩鱼尾600克,精盐1茶匙,生姜3

七、哺乳期妈妈膳食指导

片,油1汤匙。

做法:①木瓜去核、去皮、切块。②起油锅,放入姜片,煎香鲩鱼尾。③木瓜放入煲内,用8碗水煲滚,再舀起2碗滚水倒入锅中,与已煎香的鱼尾同煮片刻,再将鱼尾连汤倒回煲内,用文火煲1小时,下精盐适量调味,即可食用。

备注:先将鲩鱼尾煎香,再用两碗滚水落锅煮片刻,再倒回煲内用文火煲,这样可使汤水呈奶白色,更美味可口。

功效:乳母产后体虚力弱,如果调理失当,就会食欲不振,乳汁不足。要滋补益气,最好饮木瓜鱼尾汤,因为鲩鱼尾能补脾益气,配以木瓜煲汤,则有通乳健胃之功效,最适合产后乳母食用。

22. 哺乳期的膳食安排要注意什么

哺乳期的妈妈,为了能供给宝宝足够的奶水,除需维持均衡饮食外,还需要比一般人摄取更多的高热量和高蛋白质食物,方能获得更多的奶水。事实上,妈妈只要在产后多喝汤、多喝水,如果汁、牛奶等营养品;比平时多吃些,如猪脚花生汤、鱼汤、排骨汤等各类汤品,即可促进乳汁分泌,效果良好。

膳食安排如下:①应该尽量做到食物种类齐全,不要偏食,数量要相应增加,以保证能够摄入足够的营养素。②供给充足的优质蛋白质。③多食含钙丰富的食品。④为了预防贫血,应多摄入含铁高的食物,如动物肝脏、肉类、鱼类、某些蔬菜(如油菜、菠菜等)、大豆及其制品等。⑤摄入足够的新鲜蔬菜、水果和海藻类。⑥少吃精盐和盐渍食品,刺激性大的食品(如某些香辛料)、污染食品。⑦少吃油炸食品。

23. 哺乳期妈妈饮食有哪些禁忌

(1)忌多吃味精:为了婴儿不出现缺锌症,新妈妈应忌吃过量味精。一般而言,成人吃味精是有益无害的,而婴儿,特别是12周内的婴儿,如果哺乳期间的妈妈在摄入高蛋白饮食的同时,又食用过量味精则不利。因为味精内的谷氨酸钠就会通过乳汁进入婴儿体内。过量的谷氨酸钠对婴儿,尤其是12周内的婴儿发育有严重影响,它能与婴儿血液中的锌发生特异性结合,生成不能被机体吸收的谷氨酸,而锌却随尿排出,从而导致婴儿锌的缺乏,这样,婴儿不仅易出现味觉差、厌食,而且还可造成智力减退,生长发育迟缓等不良后果。

(2)忌急于服用人参:有的新妈妈产后急于服用人参,想补一补身子。其实新妈妈急于用人参补身子是有害无益的。人参含有多种有效成分,这些成分能对人体产生广泛的兴奋作用,其中对人体中枢神经的兴奋作用能导致服用者出现失眠、烦躁、心神不安等不良反应。而刚生完孩子的新妈妈,精力和体力消耗很大,需要卧床休息,如果此时服用人参,反而因兴奋难以安睡,影响体力的恢复。人参是补元气的药物,促进血液循环,加速血的流动。这对新妈妈十分不利。因为分娩过程中,内外生殖器的血管多有损伤,服用人参,有可能影响受损血管的自行愈合,造成流血不止,甚至大出血。因

七、哺乳期妈妈膳食指导

此,新妈妈在生完孩子的一个星期之内,不要服用人参,分娩7天以后,伤口已经愈合,此时服点人参,有助于新妈妈的体力恢复。但也不可服用过多。人参属热,会导致新妈妈上火或引起婴儿食热。新妈妈食用多种多样的食物,来补充营养是最好的办法。

(3)忌过多吃鸡蛋:医学研究表明,分娩后数小时内,最好不要吃鸡蛋。因为在分娩过程中,新妈妈体力消耗大,出汗多,体液不足,消化能力也随之下降。若分娩后立即吃鸡蛋,就难以消化,增加胃肠负担。分娩后数小时内,应吃半流质或流质饮食为宜。在整个产褥期间,根据国家给出的孕、产妇营养标准,每天需要蛋白质100克左右,因此,每天吃鸡蛋3~4个就足够了。过量食用鸡蛋也会增加肠胃负担,甚至容易引起胃病。

(4)忌坚硬粗糙及生冷食物:新妈妈脾胃功能尚未完全恢复,过于寒冷的食物会损伤脾胃影响消化,且生冷之物易致淤血滞留,可引起新妈妈腹痛、产后恶露不绝等。另外,新妈妈尽可能不要吃存放时间较长的剩饭菜。也最好不要吃容易引起过敏的食物,如海鲜等,否则容易引起过敏或是细菌感染,会直接影响到宝宝的健康。但是,新鲜的水果,不包括在"禁忌"之内。水果,有促进食欲、帮助消化与排泄的作用,不必因"太凉"而不食用。而且一般在室内放置的水果不会凉到刺激新妈妈消化器官而影响健康的程度。

(5)忌喝大量白开水:一般新妈妈在怀孕末期通常都会有水肿现象,而产后坐月子正是身体恢复的黄金时期,这段时间要让身体积聚的所有水分尽量排出,如果又喝进许多水,将可能不利于身体恢复。如果是剖宫产的妈妈可能需要服一些药物,则仍需饮用适量的水分,但不要1次饮用大量水,而应该分次适量喝。

(6)忌酸咸食物:酸性的咸味食物容易使水分积聚,而影响身体的水分排出,此外咸味食物中的钠离子更易使血液中的浓稠度增加,而让新陈代谢受到影响,造成血液循环减缓。新妈妈坐月子期间最好避免酸咸的食物。有的新妈妈为了迅速瘦身,喝醋减肥。其实这样做不好。因为新妈妈身体各部位都比较弱,需要有一个恢复过程,在此期间极易受到损伤,酸性食物会损伤牙齿使新妈妈日后留下牙齿易于酸痛的遗患。食醋中含醋酸约3%~4%,若仅作为调味品食用,与牙齿接触的时间很短,不至于在体内引起什么不良作用,还可以促进食欲。所以,醋作为调味品食用,就不必禁忌。过咸的食品有回奶作用,在提倡母乳喂养的今天,新妈妈口味宜偏淡。

(7)忌多吃红糖:红糖营养丰富,释放能量快,营养吸收利用率高,具有温补性质。新妈妈分娩后,由于丧失了一些血液,身体虚弱,需要大量快速补充铁、钙、锰、锌等微量元素和蛋白质。红糖还含有"益母草"成分,可以促进子宫收缩,排出产后宫腔内的淤血,促使子宫早日复原。产妇分娩后,元气大损,体质虚弱,吃些红糖有益气养血、健脾暖胃、驱散风寒、活血化淤的功效。但是,新妈妈切不可因红糖有如此多的益处,就一味多吃,认为越多越好。因为过多饮用红糖水,不仅会损坏牙齿,而且红糖性温,如果新妈妈在夏季过多喝了红糖水,使恶露增多,加速出汗,使身体更加虚弱,甚至

七、哺乳期妈妈膳食指导

中暑。此外,喝红糖水时应煮开后饮用,不要用开水一冲即饮,因为红糖在储藏、运输等过程中,容易产生细菌,有可能引发疾病。

(8)忌刺激性的食物:哺乳期要不食或少食生冷辛辣的食物,包括:辛辣的调味料、辣椒、酒、巧克力、咖啡、可乐等饮料及香烟等。这些食品易上火,造成母体内热,进而影响宝宝。哺乳期的妈妈可多吃些水果,可促进肠道蠕动,防止便秘,还能很好的补充维生素。但要注意吃的方法,如果是冬季,水果从室外拿进来时太凉,可以在温暖的室内多放一段时间再吃,以免刺激肠胃。夏季乳母吃冷饮也应适当有所控制,不可像平时那样随心所欲。

①少量的酒可促进乳汁分泌,对婴儿亦无影响;过量时则会抑制乳汁分泌,也会影响子宫收缩,故应酌量少饮或不饮。

②咖啡会使人体的中枢神经兴奋。1 杯 150 毫升的咖啡,即含有 100 毫升的咖啡因,正常人每天最好都不要超过 3 杯。虽无证据表明它对婴儿有害,但对哺乳的妈妈来说,应有所节制地饮用或停饮。

③巧克力所含的可可碱会渗入母乳并在婴儿体内蓄积。可可碱能伤害神经系统和心脏,并使肌肉松弛,排尿量增加,使婴儿消化不良、睡眠不稳、哭闹不停。新妈妈多吃巧克力会影响食欲,身体发胖。

④哺乳期不能多喝麦乳精,因为麦乳精中的麦芽会抑制乳腺分泌乳汁,使乳汁减少,对婴儿健康不利。

⑤太过刺激的调味料。如辣椒等物,因为新妈妈吃了刺

激性食物,会从乳汁中进入婴儿体内影响婴儿健康,妈妈应加以节制。

(9)忌油炸食品:这类食品不易消化,且热量偏高,新妈妈消化力较弱,而且油炸食品的营养在油炸过程中已损失很多,吃了对恢复健康不利,新妈妈母乳中脂肪过多也不利于宝宝的消化吸收应酌量摄取。

(10)忌腌制食物:哺乳期不要吃腌制的鱼、肉一类食物。一般成人每天食盐量为4.5～9克,根据平时习惯,不要忌食盐,也不要吃得太咸。食盐过多,会加重肾脏的负担,对肾不利,也会使血压增高。

(11)茶水:哺乳期不要喝茶叶水,因为茶叶中含有的物质会随乳汁进入婴儿体内,使婴儿容易发生肠痉挛和无缘无故啼哭,使婴儿睡眠不好,引起其他并发症,要忌喝茶叶水,否则会影响婴儿健康。

(12)海鲜类:哺乳期海鲜之类也最好少吃,有可能造成宝宝某方面的过敏。

(13)忌香烟和烟草:如果新妈妈在喂奶期间仍吸烟的话,尼古丁会很快出现在乳汁当中被宝宝吸收。研究显示,尼古丁对宝宝的呼吸道有不良影响,因此,新妈妈最好能戒烟,并避免吸入二手烟。

(14)药物:对哺乳妈妈来说,虽然大部分药物在一般剂量下,都不会让宝宝受到影响,但仍建议新妈妈在自行服药前,要主动告诉医生自己正在哺乳期间,以便医生开出适合服用的药物,并选择在体内持续时间较短的药物,使进入乳汁的药量最少。另外,新妈妈如果在喂了宝宝后服药,下次

七、哺乳期妈妈膳食指导

喂奶应在乳汁内药的浓度达到最低时再喂,这样宝宝才会更加安全。

(15)抑制乳汁分泌的食物:如韭菜、麦芽、人参等。有时新生儿会有一些过敏的情况发生,新妈妈不妨多观察宝宝皮肤上是否出现红疹,并评估自己的饮食,以作为早期发现早期治疗的参考。因此,建议新妈妈哺乳期间,避免吃可能会造成宝宝过敏的食物。

八、哺乳期婴儿常见问题及处理

1. 婴儿吐奶和溢奶怎么办

新生儿的胃几乎呈水平位,胃的发育还欠健全,贲门部的括约肌比较松,所以当胃部充满乳汁,特别还混有婴儿啼哭或吸吮时吞入的空气时,奶便容易反流出来,出现吐奶和溢奶。预防的方法是在每次喂哺后将婴儿竖抱起靠在母亲的肩上,轻拍婴儿背部,将胃中的气体吐出来(打嗝),就可避免吐奶。婴儿躺时应取右侧卧位,并将上半身垫高些。

2. 婴儿体重增长缓慢怎么办

母乳喂养的婴儿一般不如人工喂养的婴儿胖,但只要体重增长,每周平均在125克左右就是正常的,婴儿并不是越胖越好或增重越快越好越健康。胖并不是健康的标志,相反提示营养过度,我们提倡孩子要长得结实,不要胖,如果体重达不到标准,则要寻找原因,如是否喂哺次数太少,时间太短,则应增加喂哺次数和延长喂哺时间,另外还需检查婴儿是否有病。

八、哺乳期婴儿常见问题及处理

3. 婴儿拒绝哺乳怎么办

婴儿拒绝哺乳是个重要的问题,要认真寻找原因。先从母亲方面看:喂哺的姿势是否正确,是否有耐心和爱心,有没有吃特殊的特别是刺激性的食物,妈妈乳房喷射反射是否过强或过弱,有时喷乳反射过强,婴儿来不及吞咽亦会拒哺,有时乳房过胀,使婴儿含接有困难,都应在喂哺前先挤掉一点奶。

再从婴儿方面找原因:婴儿是否有鼻塞,口腔内有无鹅口疮,这些都会影响吸吮。如婴儿还有呕吐、腹泻、嗜睡、黄疸等情况,则应详细诊治,采取相应措施。

4. 婴儿有母乳性黄疸怎么办

新生儿在出生后第 2~3 天会出现皮肤和巩膜黄染,一般于 7~10 天自行消退,称"生理性黄疸"。母乳喂养的婴儿中有少数(约 1%)在生后 1 周后开始出现黄疸,可持续 3~10 周,黄疸并不严重,除黄疸外,婴儿其他都正常,体重增长亦正常,称母乳性黄疸。这可能与乳汁中存在的某种物质有关,无危害,可持续母乳喂养。但是必须首先确诊黄疸非严重疾病所致。对有母乳性黄疸的婴儿如果暂停喂哺 48 小时,黄疸会有所消退,胆红素水平会明显降低,再继续哺乳,又会轻度上升,但不超过原先水平。

5. 宝宝生后多长时间可喂母乳

母乳是宝宝最好的饮食,由于宝宝在母亲体内时一切的营养均由母亲通过血液循环供给。当宝宝离开母体后,一切的营养均需自己摄取。同时,宝宝离开母体后,易受外界环境、温度的影响,因此就必须尽快获取营养,以维持生长、发育的需要。生后多长时间可开始喂奶呢?过去一直认为出生12小时后可开始喂奶,在此之前可给宝宝喂少许糖水。但最新观点认为生后30分钟内即可喂奶,让宝宝自己吸吮奶头,以刺激乳汁分泌。并提出喂奶前不喂任何食品或饮料,除非有医学指征。

6. 新生儿发热时能喂母乳吗

发热是新生儿常见的临床症状,可由多种疾病引起。发热时机体要消耗较多的能量及水分,退热时往往因大量出汗而致体内水分消耗增加。而母乳中含有较多的免疫物质,可使新生儿受感染的机会相对减少,发热的发生率亦相对降低,发热的程度也相对减轻。另外,母乳中还含有大量的水分及多种微量元素,可供给新生儿因发热而丢失的液体及电解质,同时也供给了足够的热量。因此,当新生儿发热时不但可以正常母乳喂养,而且还要增加喂奶的次数。如做到了这一点,新生儿不但不会因发热出大汗而致虚脱,同时还能促进身体健康的恢复。

八、哺乳期婴儿常见问题及处理

7. 唇裂与腭裂新生儿如何母乳喂养

正常情况下,母乳是通过婴儿口腔的吸吮及乳房的喷乳反射将乳汁喷入口腔内。而唇、腭裂的新生儿吸吮对口腔内负压不够,吸吮力不强,有时乳汁可误入气道或鼻腔,甚至发生窒息。所以,喂养这种孩子时应让新生儿垂直坐在母亲的大腿上,母亲可用手挤压乳房促进喷乳反射。如系唇裂,患儿母亲可用手指压住唇裂处,增加新生儿的吸吮力。由于唇、腭裂患儿吸吮力的低下,每次吃进的乳汁可能相对较少,故在每次哺乳后应用手挤空乳房中的乳汁,然后再用小勺或滴管喂给新生儿吃,使得新生儿能健康地成长。由于这种婴儿有反复呼吸道感染的潜在因素,而母乳中又含有多种免疫物质及溶菌酶等,可增加新生儿的抗病力。所以对于唇、腭裂新生儿,更应采取正常的母乳喂养。

8. 新生儿呕吐后能马上再喂奶吗

新生儿刚吃过奶后,不一会儿就似乎全吐出来了,这时有些家长可能怕新生儿受饿,马上就再喂。遇到这种情况时要根据当时的状况而定,有些新生儿吐奶后一切正常,也很活泼,则可以试喂,如新生儿愿吃,那就让新生儿吃好。而有些新生儿在吐奶后胃部不舒服,这时如马上再喂奶,新生儿可能不愿吃,这时最好不要勉强,应让新生儿胃部充分休息一下。一般情况下,吐出的奶远远少于吃进的奶,所以家长不必担心,只要新生儿生长发育不受影响,偶尔吐一次奶,也无关紧要。当然,如每次吃奶后必吐,那么就要做进一步检查,以排除疾病而致的吐奶。

9. 妈妈在哪些情况下喂奶对宝宝有害

母亲体味有助于婴儿吸奶,如果浓妆艳抹,陌生的化妆品气味掩盖了熟悉的母体气味,可使宝宝难以适应而致情绪低落,食量下降而妨碍发育。

(1)穿工作服喂奶:医生、护士和其他人员,如实验室工作的妈妈穿着工作服喂奶会给宝宝招来麻烦,因为工作服上往往粘有很多肉眼看不见的病毒、细菌和其他有害物质,还有工作服的相关味道。所以妈妈无论怎么忙,也要先脱下工作服(最好也脱掉外套)洗净双手后再喂奶不迟。

(2)生气时喂奶:美国生理学家爱尔马的实验显示,人在生气时体内可产生毒素,此种毒素可使水变成紫色,且有沉淀。由此提示,妈妈切勿在生气时或刚生完气就喂奶,以免宝宝吸入带有"毒素"的奶汁而中毒,轻者生疮,重者生病。

(3)运动后喂奶:运动后喂奶,人在运动中体内会产生乳酸,乳酸潴留于血液中使乳汁变味,宝宝不爱吃。据测试,一般中等强度以上的运动即可产生此状,故肩负喂奶重任的妈妈,只宜从事一些温和运动,运动结束后先休息一会儿再喂奶。

(4)躺着喂奶:宝宝的胃呈水平位置,躺喂易导致宝宝

八、哺乳期婴儿常见问题及处理

吐奶。正确之举是妈妈取坐位或中坐位,将一只脚踩在小凳上,抱好宝宝,另一只手以拇指和食指轻轻夹着乳头喂哺,以防乳头堵住宝宝鼻孔或因奶汁太急引起婴儿呛咳、吐奶。

(5)喂奶时逗笑:宝宝吃奶时若因逗引而发笑,可使喉部的声门打开,吸入的奶汁可能误入气管,轻者呛奶,重者可诱发吸入性肺炎。为保持乳房清洁,经常清洗确有必要,但不可用香皂来清洗,因为香皂类清洁物质可通过机械与化学作用除去皮肤表面的角化层,损害其保护作用,促使皮肤表面"碱化"有利于细菌生长。时间一长,可能招来乳房炎症?为避此害,最好用温开水清洗。

(6)着浓妆喂奶:母亲身体的气味对宝宝有着特殊的吸引力,并可激发出愉悦的"进餐"情绪,即使刚出娘胎,也能将头转向母亲气味的方向寻找奶头。换言之,母亲体味有助于婴儿吸奶,如果浓妆艳抹,陌生的化妆品气味掩盖了熟悉的母体气味,可使宝宝难以适应而致情绪低落,食量下降而妨碍发育。

(7)常穿化纤内衣:化纤内衣的最大危害,在于其纤维可脱落而堵塞乳腺管,造成无奶的恶果,这是日本东京公立女子大学泉谷川教授的最新发现。他研究了部分无奶母亲,从其乳汁中找到了大量的茧丝状物,这些茧丝状物是因乳房在内衣或乳罩内做圆周运动时脱落而侵入乳腺管的。故喂奶母亲暂时不要穿化纤内衣,也不要佩戴化纤类乳罩,以棉类制品为佳。

(8)喂奶期间减肥:产后大多肥胖女性急着减肥而限吃

脂肪。但脂肪乃是乳汁中的重要组成成分,一旦来自食物中的脂肪减少,母体就会动用储存脂肪来产奶,而储存脂肪多含有对宝宝健康不利的物质。故为了宝宝的安全,要等断奶以后再减肥不迟。哺乳期母亲要讲究食谱的科学性,一不可吃素,因为宝宝发育所必需的优质蛋白、不饱和脂肪酸、微量元素等脂溶性维生素,皆以荤食为多,如果吃素势必导致乳汁的营养质量降低;二不宜大量吃味精,味精对成年人是安全的,但其主要成分谷氨酸钠可渗入乳汁而进入宝宝体内,导致宝宝锌元素缺乏,妨碍体格与智能发育;三不宜大量饮用麦乳精,因麦乳精有回奶作用,可能造成宝宝缺"粮"。

10. 新生宝宝拒绝妈妈乳房怎么办

在为新生儿哺乳时,通常会遇到宝宝拒绝妈妈乳房的现象。根据产生原因不同,解决办法也有所不同,但归纳起来大致有以下4种原因和办法。

(1)妈妈的乳房可能因为肿胀(乳汁过多、有疼痛感、变硬)而使新生儿很难吸吮。

遇到这种情况,妈妈可以用一块温热柔软洁净的纯棉毛巾热敷乳房或用热水浸泡乳房以减轻肿胀,也可以试着挤出一些乳汁,使乳房稍微松软一些,这样一来,新生儿就比较容易吸吮乳头,不会拒绝母乳了。

(2)妈妈的乳汁可能流出太快,新生儿吸吮时常常噎着。这时,妈妈可以先挤出一些乳汁,减轻乳房压力,使乳汁流出不至于太冲。另外,可以用中指和食指夹住乳房,减小乳汁

八、哺乳期婴儿常见问题及处理

的流量,这样就不至于噎着,宝宝就不会拒绝妈妈的乳房了。

(3)妈妈的乳房可能盖在新生儿的鼻孔上,使宝宝因呼吸困难。这时,只需妈妈轻轻地将乳房移开宝宝的脸,宝宝就会愿意吃奶了。

(4)宝宝的鼻子可能不通气,吸吮时呼吸受阻而影响吃奶。解决的办法是,清除鼻腔分泌物或遵医嘱使用一些滴鼻剂,宝宝鼻子一旦通气,自然就会正常吃奶了。

11. 宝宝肥胖与母乳喂养有关吗

母乳和奶粉不一样,母乳没有奶粉里过量的脂肪、糖分和蛋白质,不会引起宝宝过度肥胖,也不会导致将来的健康问题。因此,个别母乳喂养的宝宝有些看上去超重的,是不需要担忧的问题。如果提早给宝宝添加辅食,等于用营养不全、不易消化的次等食品替代营养全面的母乳。宝宝不需要减肥,过了1岁,宝宝会走会跑,活动量增大时,肥胖自然就会逐渐减掉的。

12. 母乳喂养的宝宝需要补钙吗

6个月以内的宝宝每天需要300毫克钙元素,6个月到1岁每天需要400毫克钙元素,1~4岁每天需要600毫克钙元素。哺乳期妈妈前6个月平均日泌乳量约为750毫升,按每100毫升母乳约含35毫克钙元素计算,可为宝宝提供约260毫克钙元素。而6个月后平均日泌乳量约为600毫升,可为宝宝提供约 210 毫克钙元素。因此 6 个月以内的宝宝纯母乳喂养，妈妈提供高钙乳汁，宝宝无缺钙症状可以不用补钙，但如出现缺钙症状则仍需补钙。6 个月以后随着母乳减少、宝宝钙需求量逐渐增多，这时应按照宝宝的需求钙量进行适量补钙。